Dr Sagar Mapare
Dr Pinky Balchandani
Dr Ashutosh Tadwalkar

Avanços para reduzir o tempo de tratamento ortodôntico

Dr Sagar Mapare
Dr Pinky Balchandani
Dr Ashutosh Tadwalkar

Avanços para reduzir o tempo de tratamento ortodôntico

Revolucionando a Ortodontia - Introdução aos últimos avanços

ScienciaScripts

Imprint

Cover image: www.ingimage.com

This book is a translation from the original published under ISBN 978-620-8-06492-1.

Publisher:
Sciencia Scripts
is a trademark of
Dodo Books Indian Ocean Ltd. and OmniScriptum S.R.L publishing group

120 High Road, East Finchley, London, N2 9ED, United Kingdom
Str. Armeneasca 28/1, office 1, Chisinau MD-2012, Republic of Moldova, Europe
Printed at: see last page
ISBN: 978-620-8-15190-4

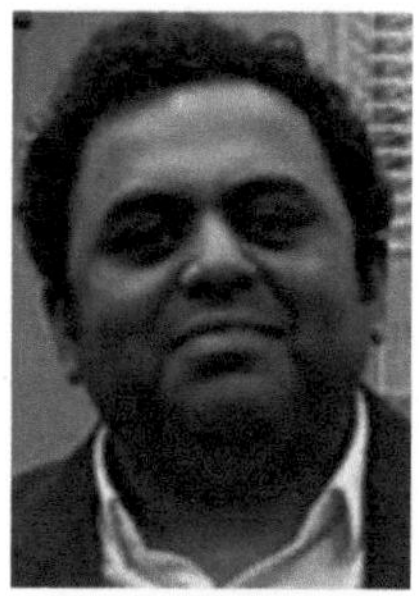

MDS em Ortodontia, Professor e H.O.D no Dr HSRSM Dental College e proprietário da Mapare Dental Clinic Nanded

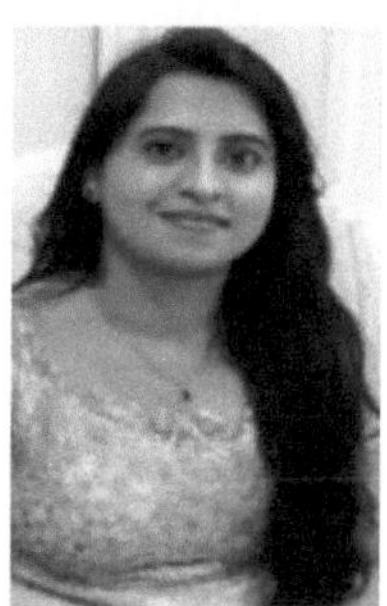

Residente de 3º grau em Ortodontia no Dr. HSRSM Dental College Hingoli e proprietário da 32 Intact Dental Clinic and Implant Centre Pune

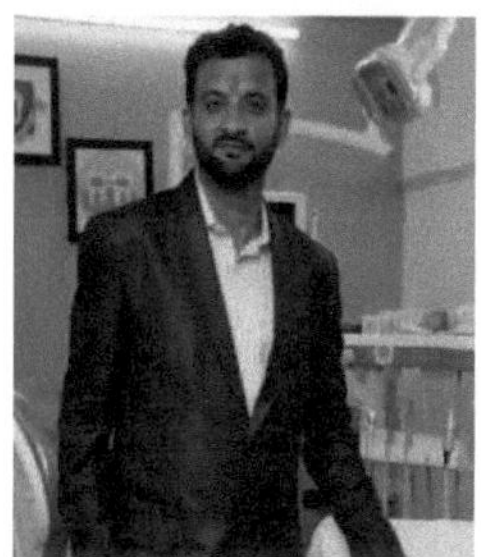

MDS em Ortodontia e proprietário da Dantseva Dental Clinic Tuljapur

Índice

INTRODUÇÃO

Um dos principais desafios da ortodontia atual é o desejo de diminuir o tempo de tratamento sem comprometer o resultado do mesmo. Para o conseguir, é necessário compreender as três variáveis que podem controlar a duração do tratamento. Em primeiro lugar, existem factores dependentes do profissional, como o diagnóstico e o planeamento adequados do tratamento, a mecanoterapia, a seleção de aparelhos e a execução do tratamento em tempo útil. Em segundo lugar, os factores dependentes do doente, como a manutenção das consultas, uma boa higiene oral, a integridade dos aparelhos e o cumprimento das instruções do médico. O terceiro fator é regulado pela biologia do indivíduo e, em certa medida, está sob o controlo do profissional.[1]

Os tratamentos ortodônticos prolongados estão também associados a um maior risco de vários efeitos adversos, como a descalcificação do esmalte[2] , a reabsorção radicular externa[3] , a inflamação gengival[4] , a diminuição da adesão do doente[5] e, consequentemente, uma pior qualidade dos resultados do tratamento[6] . Assim, tornou-se obrigatório para o ortodontista proporcionar um tratamento ideal numa duração comparativamente mais curta, sem compensar os resultados do tratamento.

Por isso, a tendência atual da Ortodontia é a incorporação de métodos para acelerar o tratamento e, ao mesmo tempo, obter um resultado satisfatório, aumentando a velocidade de movimentação dentária ortodôntica, bem como a eficiência do tratamento. Na tentativa de acelerar a taxa de movimentação dentária ortodôntica, muitos estudos têm investigado o mecanismo biológico da movimentação dentária ortodôntica e como manipular a fisiologia.

A publicação de Heinrich Kole no site[7] , em 1959, foi a primeira a descrever a ortodontia facilitada por corticotomia dos dias atuais. Do trabalho de Khole surgiu o termo "bloco ósseo" para descrever o modo suspeito de movimento após a cirurgia de corticotomia. Em 1983, Frost[8] utilizou pela primeira vez o termo "fenómeno aceleratório regional" para descrever uma reação dos tecidos a estímulos nocivos através do aumento da produção de mediadores inflamatórios.

A introdução da Wilckodontia pelos irmãos Wilcko[9] , envolveu a intervenção cirúrgica, em que são efectuados cortes verticais na área inter-radicular, após a elevação de um retalho mucoperiosteal de espessura total, utilizando o fenómeno de aceleração rápida (RAP), que foi inicialmente designado como técnica ortodôntica osteogénica periodontalmente acelerada (PAOO).

Inspirados pelo fenómeno de aceleração regional, têm sido feitos inúmeros esforços para utilizar este fenómeno para aumentar deliberadamente a taxa de movimentação dentária ortodôntica e encurtar a duração do tratamento. Várias intervenções cirúrgicas e não-cirúrgicas para induzir a inflamação e aumentar a taxa de movimentação dentária ortodôntica estão a ser praticadas. Procedimentos cirúrgicos como corticotomias[10] , piezopunturas[11] , e distrações periodontais e dento-alveolares[12] , demonstraram aumentar a taxa de movimentação dentária ortodôntica através da ativação de mediadores inflamatórios, aumentando assim as atividades osteoclástica e osteoblástica no osso alveolar.

No entanto, as desvantagens mais notáveis destes métodos residem na sua natureza invasiva, na possibilidade de morbilidade relacionada com a cirurgia e na impraticabilidade de uma aplicação de rotina. Foram também experimentadas técnicas não invasivas, como a terapia laser de baixa intensidade[13] e impulsos de vibração[14] , com uma taxa de sucesso limitada. Foram experimentados agentes farmacológicos como a vitamina D, a prostaglandina, a interleucina, a hormona paratiroide, o misoprostol, etc., mas estes tiveram efeitos secundários indesejáveis como a reabsorção radicular.[15]

A ortodontia tem vindo a desenvolver-se muito no sentido de alcançar os resultados desejados, tanto a nível clínico como técnico. Tendo estes factores em mente, esta dissertação sobre ortodontia acelerada tem como objetivo fornecer um conhecimento abrangente de várias técnicas que conduzem a um movimento dentário mais rápido e estável num período de tempo mais curto e que proporciona uma melhor retenção e estabilidade.

HISTÓRIA DA ORTODONTIA ACELERADA

A intervenção cirúrgica para afetar o osso alveolar e acelerar a movimentação dentária tem sido utilizada de várias formas há mais de cem anos. Em 1931, Bichlmayr[16] aplicou a Corticotomia- ostectomia em pacientes com mais de 16 anos de idade para corrigir a protrusão maxilar após a extração dos primeiros pré-molares com osteotomias palatinas e remoção do osso alveolar distal aos caninos, utilizando aparelhos ortodônticos removíveis.

Em 1959, Heinrich Kole[7] introduziu um procedimento cirúrgico que envolvia a reflexão de retalhos de espessura total, seguida da remoção da cortical alveolar interdental, mantendo o osso medular intacto com uma osteotomia subapical de passagem. Ele acreditava que este procedimento permitia mover blocos de osso em vez de dentes individuais, minimizando a reabsorção radicular e o tempo de retenção.

Yamasaki et al[17] 1983 foi um dos primeiros a investigar o efeito da administração local de prostaglandina em ratos e macacos. Além disso, experiências realizadas em ratos mostraram que as injecções de PGE2 exógena durante um período de tempo prolongado provocaram a aceleração dos movimentos dentários. No entanto, a reabsorção radicular foi evidente no final dos resultados.

Em 1988, Collins et al[18] fizeram um estudo para determinar se a taxa e a quantidade de movimento dentário ortodôntico numa amostra de gatos poderiam ser melhoradas pela injeção de um metabolito de vitamina D 1,25- dihidroxicolecalciferol (1,25D) no ligamento periodontal. A seringa foi calibrada para administrar uma dose exacta de 0,1 ml, que foi facilmente injectada no ligamento periodontal. Após 21 dias de retração do canino com uma mola de retração de fio leve, os dentes que tinham recebido injecções intra-ligamentares semanais de uma solução de 1,25D em dimetilsulfóxido (DMSO) tinham-se movido 60% mais do que os dentes de controlo. A nível histológico, foi recrutado e ativado um maior número de osteoclastos mononucleares, resultando numa maior quantidade de reabsorção óssea alveolar no lado de pressão do ligamento periodontal. Não foram observados efeitos secundários clínicos, microscópicos ou bioquímicos evidentes.

Em 1990, Gantes et al[19] utilizaram uma técnica cirúrgica que envolvia corticotomias circunscritas vestibular e lingualmente em torno dos seis dentes anteriores superiores, incluindo corticotomias vestibulares e linguais sobre o alvéolo de extração do primeiro pré-molar. Os resultados mostraram que o procedimento de corticotomia causou alterações mínimas no aparelho de fixação periodontal.

Em 1991, Suya et al[20] relataram o tratamento ortodôntico assistido por corticotomia em 395 pacientes adultos japoneses. A técnica de Suya diferiu da técnica de Kole com a substituição dos cortes de corticotomia horizontal subapical pelo corte de osteotomia horizontal além dos ápices dos dentes. Foram utilizados aparelhos ortodônticos fixos. Alguns casos foram concluídos em 6 meses, outros casos foram concluídos em menos de 12 meses. Suya comparou a sua técnica com a ortodontia convencional por ser menos dolorosa, produzir menos reabsorção radicular e apresentar menos recidivas. Foram relatados excelentes resultados e extrema satisfação dos pacientes com os procedimentos de corticotomia. Ele acreditava que os movimentos dentários eram feitos através da movimentação de blocos de osso usando as coroas dos dentes como alças. Recomendava que o movimento dentário fosse completado em 3-4 meses, período após o qual as bordas dos blocos de osso começariam a fundir-se.

Soma et al[21] (2000) fizeram um estudo que a infusão contínua de PTH (1 a 10µg/100g de peso corporal/dia) implantada na região dorsocervical fez com que os molares se movessem 2 a 3 vezes mais rápido mesialmente por mola helicoidal ortodôntica. Estes resultados sugerem que a injeção local de PTH numa formulação de libertação lenta é aplicável à terapia ortodôntica.

Em 2001, Wilcko e Wilcko[9] patentearam e registaram a sua técnica como procedimento "Ortodontia Osteogénica Periodontalmente Acelerada". Após a elevação de retalhos de espessura total labial e lingual, é efectuada uma decorticação interdentária ligeiramente para dentro do osso medular utilizando uma broca cirúrgica. Os retalhos são suturados após a aplicação de osso liofilizado desmineralizado e osso bovino infundido com solução de fosfato de clindamicina. A movimentação dentária ortodôntica é iniciada na semana anterior à cirurgia e os aparelhos ortodônticos são activados de 2 em 2 semanas. Os autores atribuíram o aumento da movimentação dentária a um fenómeno de aceleração regional. Mais especificamente, um redireccionamento desta resposta fisiológica normal do osso ao insulto é explorado para mobilizar e acelerar o movimento dentário.

Em 2005, Richard P Mclaughlin et al[22] utilizaram um dispositivo chamado Hycon para fechar o espaço em casos difíceis. O paciente é instruído a rodar o parafuso para fechar o espaço. O dispositivo Hycon é compatível com todos os aparelhos fixos comuns. Após um período semelhante de três semanas de ativação com o Dispositivo Hycon, verificou-se um aumento constante do nível de fosfatase alcalina de uma linha de base de 60 unidades internacionais para um pico de 160 unidades internacionais. Isto parece indicar que o Dispositivo Hycon tem uma resposta de remodelação óssea mais favorável do que a observada na mecânica de deslizamento tradicional.

Em 2006, Limpanichkul W et al[23] efectuaram um estudo em que as forças mecânicas combinadas com a terapia laser de baixa intensidade estimulam a taxa de movimentação dentária ortodôntica. Amostra de 12 pacientes adultos jovens que necessitavam de retração dos caninos superiores para os espaços de extração dos primeiros pré-molares, utilizando molas helicoidais de tensão com aparelho fixo edgewise. Não houve diferença significativa entre as médias do movimento distal dos caninos entre o lado da LLLT (terapia laser de baixa intensidade) e o lado do placebo em nenhum período de tempo. A densidade de energia do LLLT ao nível da superfície neste estudo (25 J/cm) foi provavelmente demasiado baixa para expressar um efeito estimulante ou inibitório na taxa de movimentação dentária ortodôntica.

Em 2007, Vercelotti e Podesta[24] introduziram o uso de piezocirurgia, em vez de brocas, em conjunto com as elevações de retalho convencionais para criar um ambiente propício à rápida movimentação dentária. Apenas a reflexão do retalho mucoperiosteal sem qualquer decorticação, como estudado por Yaffe et al[25] , poderia servir o Fenómeno Aceleratório Regional (RAP), resultando no alargamento do espaço do ligamento periodontal e na mobilidade dentária sem qualquer aplicação de força.

Em 2007, K. Noda et al[2] 6 introduziram um novo braquete com um sistema de bloqueio por catraca, o "Ratchet Bracket", concebido para produzir movimento dentário, mantendo a circulação sanguínea. Para definir o mecanismo do aparelho, foi efectuado um estudo histológico em quatro cães Beagle (9 meses de idade) e um estudo clínico em cinco pacientes do sexo feminino. Os resultados indicam que a utilização do braquete de catraca pode resultar num movimento dentário rápido e indolor com clareza vascular para manter a circulação sanguínea no PDL.

Nishimura et al[27] em 2008, utilizaram uma mola de expansão de Ni-Ti no 1º molar de ratos Wistar, e aplicaram uma vibração de 60 Hz, 1 m/s2. Afirmaram que os ratos que receberam a vibração apresentaram aumento da movimentação dentária ortodôntica.

Em 2009, Kim et al[28] estudaram os efeitos da Corticisão na remodelação paradental durante a movimentação ortodôntica dos dentes. Neste estudo, 16 gatos foram divididos em 3 grupos: grupo A, apenas força ortodôntica (controlo); grupo B, força ortodôntica mais Corticision; e grupo C, força ortodôntica mais Corticision e mobilização periódica. Foi observada uma extensa reabsorção direta do osso do feixe com menos hialinização e uma remoção mais rápida do tecido hialinizado no grupo B. A área média acumulada de aposição de osso novo no dia 28 foi 3,5 vezes maior no grupo B do que no grupo controle A. Concluiu-se que o Corticision estimulou a movimentação dentária ortodôntica em 28 dias, acelerando a taxa de remodelação do osso alveolar.

Em 2009, Lee, Chung e Kim[29] introduziram o tratamento ortodôntico assistido por corticotomia, denominado ortodontia rápida, para o tratamento da protrusão anterior severa em adultos. A ortodontia rápida descreve um protocolo para permitir o movimento de segmentos dentários num período de tempo mais curto, utilizando uma corticotomia e uma força ortopédica com dispositivos de ancoragem temporários. Após um diagnóstico adequado e planeamento do tratamento, os primeiros pré-molares superiores são removidos e, em seguida, é realizada uma corticotomia para delinear um bloco de osso à volta dos dentes anteriores superiores sob anestesia local. Um intervalo de 2 semanas é o ideal entre a corticotomia labial e lingual para uma cicatrização suficiente e menor ansiedade do paciente. Os dentes anteriores superiores são fixados numa única unidade com o retractor lingual especialmente concebido para o efeito. É aplicada uma força de retração de 500 a 900 g por lado ao retractor lingual e a placa C-palatina é colocada na área palatina média. Obteve-se uma sobremordida e sobressaliência corretas, um equilíbrio facial e uma melhoria da protrusão labial em adultos com protrusão tratados com speedy orthodontics. Este novo tipo de mecânica de tratamento pode ser uma alternativa eficaz à cirurgia ortognática em adultos com protrusão

Em 2009, Dibart et al[30] descreveram um novo procedimento minimamente invasivo a que chamaram Piezocision. Esta técnica combina micro-incisões limitadas à gengiva bucal que permitem a utilização de uma faca piezoeléctrica para fazer cortes ósseos no córtex bucal e iniciar o fenómeno aceleratório regional (RAP sem envolver o córtex palatino ou lingual). O procedimento permite um movimento dentário rápido sem a desvantagem de uma abordagem cirúrgica extensa e traumática, mantendo o benefício clínico de um enxerto ósseo ou de tecidos moles concomitante com uma abordagem em túnel. A piezocisão também pode ser combinada com o Invisalign em casos selecionados para produzir resultados que consomem menos tempo e que satisfazem o desejo do paciente de um aparelho estético.

Em 2009, Deepti Govindankutty et al[31] introduziram a nanotecnologia e esperam que o sistema baseado em sistemas micro electromecânicos biomédicos (BioMEMS)/ sistemas nano electromecânicos (NEMs) seja aplicado nos próximos anos para desenvolver células biocompatíveis e potentes de biocombustível, que podem ser implantadas com segurança no alvéolo da maxila ou da mandíbula para melhorar o movimento dentário ortodôntico.

Em 2010, um estudo animal conduzido por Teixeira et al.[32] relatou uma taxa significativamente maior de movimentação dentária ortodôntica em ratos com força ortodôntica e microosteoperfurações (MOPs) (0,62mm), em comparação com os ratos apenas com força ortodôntica (0,29mm). Os resultados indicam que, em ratos, a lesão causada pelas MOPs provoca uma resposta inflamatória regional, levando a uma taxa acelerada de movimentação dentária ortodôntica através da RAP.

Em 2011, de forma semelhante, outro estudo animal realizado por Tsai et al[33] . investigou o efeito das MOPs e da corticisão na taxa de movimentação dentária em ratos. Concluíram que, em comparação com as amostras de controlo que receberam apenas força ortodôntica, ambas as amostras experimentais (MOPs e corticisão) experimentaram um aumento da taxa de movimentação dentária e a diferença entre os dois grupos experimentais foi insignificante. Os autores concluíram que esses procedimentos minimamente invasivos resultaram na indução de um processo inflamatório localizado e no aumento da taxa de movimentação dentária ortodôntica em ratos.

Em 2011, Kau et al[34] efectuaram um estudo para determinar se um novo dispositivo (Acceledent: Um dispositivo para acelerar o movimento dentário através de vibração) utilizado em conjunto com o tratamento ortodôntico produzia ou não reabsorção radicular mostrada em imagens 3D geradas a partir de uma nova tomografia computorizada de feixe cónico. 14 sujeitos de um total de 17 sujeitos completaram o uso do dispositivo durante o período do estudo. A idade média dos indivíduos era de 20,3 anos. Não foram registados resultados estatisticamente significativos para a alteração do comprimento da raiz no final do tratamento, em comparação com o início do tratamento, quando se utilizou este novo dispositivo robótico.

Em 2012, McGorray et al[35] efectuaram um estudo para comparar a relaxina e um placebo no que diz respeito ao movimento e estabilidade dentária em seres humanos. Quarenta indivíduos foram randomizados 1:1 e receberam injecções semanais de 50 μg de relaxina ou um placebo durante 8 semanas. Não foram detectadas diferenças na movimentação dentária ao longo de 8 semanas de tratamento ou recidiva 4 semanas após o tratamento, quando comparados os indivíduos que receberam injecções semanais de relaxina com os que receberam um placebo.

Em 2013, Alikhani et al[36]. investigaram o efeito dos MOPs na taxa de retração dos caninos em seres humanos - MOPs com um dispositivo semelhante a um mini-implante. Os resultados indicaram um aumento da taxa de retração dentária de 2,3 vezes nos indivíduos que receberam MOPs, em comparação com as amostras de controlo.

Em 2013, F.H-Alfaro et al[37] "surgery first" (SF) pode representar uma abordagem razoável para a correção rápida de uma deformidade maxilofacial. Com base na avaliação prospetiva de uma grande amostra, este artigo fornece um protocolo ortodôntico e cirúrgico específico, discute os benefícios e limitações dessa abordagem e atualiza suas indicações. A amostra estudada foi composta por 27 mulheres e 18 homens. A principal motivação para o tratamento foi o desejo de melhorar a estética facial. A cirurgia bimaxilar foi o procedimento mais utilizado. A duração média do tratamento ortodôntico foi de 37,8 semanas. A abordagem SF reduz significativamente o tempo total de tratamento e é muito bem avaliada pelos pacientes e ortodontistas.

Ji-Won Lee et al[38] 20 1 8 avaliaram o efeito da osteoperfuração sem retalho na taxa de movimento dentário ortodôntico em direção ao rebordo alveolar atrófico, bem como o seu efeito nas respostas morfológicas e biológicas. Os resultados mostraram que a manutenção da baixa densidade óssea não aumentou o volume do rebordo atrófico.

Ahmed Nasef Abdelhameed et al[39] 2018 realizaram um estudo para avaliar o efeito da aplicação combinada de laser de baixa energia e Micro - osteoperfurações versus o efeito da aplicação de cada técnica separadamente na taxa de movimentação dentária ortodôntica. Foram realizados três grupos paralelos; Grupo A: em que um lado era controlado e o outro lado recebia microosteoperfurações (MOPs), Grupo B: em que um lado era controlado e o outro lado recebia terapia a laser de baixa energia (LLLT), Grupo C: em que um lado era controlado e o outro lado recebia MOPs e LLLT. e provou que a combinação de MOPs e LLLT é mais eficiente no aumento da taxa de retração dos caninos do que a aplicação de cada técnica separadamente.

Basema Alqadasi et al[40] 2019 inspeccionaram a eficácia da MOP na aceleração do movimento dentário durante a retração do canino como um método minimamente invasivo e também para medir a reabsorção radicular e a intensidade da dor, e concluíram que a MOP não acelera significativamente o movimento dentário, a reabsorção radicular foi semelhante à normal e a dor e o desconforto também parecem ser semelhantes aos normais.

Arya S Prasad et al[41] 2020 compararam a quantidade de migração do molar mesial entre diferentes profundidades (3 mm e 6 mm) de microosteoperações assistidas por retração do canino. Dez pacientes adultos que necessitavam de extração do primeiro pré-molar superior para tratamento ortodôntico foram incluídos neste estudo de boca dividida. As microosteoperfurações de diferentes profundidades não causam uma diferença significativa na migração do molar mesial e não são clinicamente significativas. Quando se trata de situações clínicas, mesmo um ligeiro movimento mesial do molar pode ter grande significado no resultado do tratamento.

Tarek Fareg et al[42] 2021 avaliaram o efeito da Micro-osteoperfuração versus Piezopunctura na taxa de movimento dentário ortodôntico associado à retração dos caninos e provaram que a técnica MOP proporciona uma aceleração ligeiramente maior do movimento dentário do que a piezocisão.

Tselmunn Erdenebat et al[43] 2022 avaliaram a taxa de movimentação dentária e o risco de reabsorção radicular e de remodelação do periodonto resultante de diferentes números de MOP combinados com a força ortodôntica aplicada num modelo de ratinho e os resultados sustentam que o procedimento de MOP foi eficaz na aceleração da movimentação dentária, diminuindo a densidade óssea, como evidenciado por um aumento do número de osteoclastos, e que o número de MOP não se correlacionou diretamente com a reabsorção radicular e promoveu a cementogénese.

BIOLOGIA DO MOVIMENTO DENTÁRIO[44]

- A complexidade e a organização da vida são ilustradas nos fenómenos biológicos subjacentes ao movimento dentário ortodôntico (OTM). Um conjunto assustador de reacções bioquímicas coordenadas ocorre dentro e à volta das células, conduzindo a pontos finais de síntese proteica, mitose (divisão celular) e diferenciação celular.
- As alterações temporais e espaciais induzidas mecanicamente e mediadas por células no osso e nos tecidos moles fazem com que o sistema craniomandibular volte à homeostase. A capacidade de resposta adaptativa à força ortodôntica aplicada está no DNA das células do ligamento periodontal (PDL) e do osso alveolar. A vitalidade e o número de células determinam as respostas genéticas moleculares que tornam possível a movimentação dentária.
- A movimentação dentária ortodôntica ocorre na presença de um estímulo mecânico sequenciado pela remodelação do osso alveolar e do ligamento periodontal (LPD). A remodelação óssea é um processo de reabsorção óssea no local da pressão e formação óssea no local da tensão **(Fig. 1)**.

- O movimento dentário ortodôntico pode ser controlado pelo tamanho da força aplicada e pelas respostas biológicas do PDL. A força aplicada sobre os dentes vai provocar alterações no microambiente em torno da PDL devido a alterações do fluxo sanguíneo, levando à secreção de diferentes mediadores inflamatórios, como citocinas, factores de crescimento, neurotransmissores, factores estimuladores de colónias e metabolitos do ácido araquidónico. Como resultado destas secreções, ocorre a remodelação do osso.

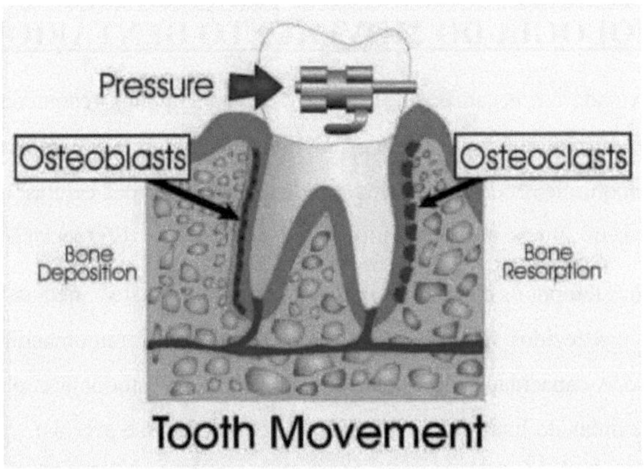

Fig 1: Remodelação óssea

- O movimento de um dente ocorre devido à translocação do dente de uma posição na mandíbula para outra. Forças extrínsecas aplicadas à coroa do dente durante processos fisiológicos, terapêuticos ou patológicos causam o movimento do dente.
- Os dentes podem ser reposicionados e mantidos numa nova posição na mandíbula através de aparelhos ortodônticos, graças à intervenção das células do periodonto. A investigação no domínio da biologia molecular dos avanços celulares e mecânicos está relativamente atrasada no domínio da ortodontia.
- Embora a comparação dos avanços mecânicos seja utilizada com bastante cuidado durante a movimentação dentária ortodôntica, os efeitos traumáticos sobre o periodonto não foram totalmente evitados. Isso pode ser devido a uma falta de compreensão completa das complexidades celulares.
- A compreensão adequada da biologia celular e molecular ajudará a conceber uma mecânica que produza o máximo de benefícios durante o movimento dentário com o mínimo de danos nos tecidos. A taxa de movimentação dentária depende da taxa de remodelação óssea e, por isso, um melhor conhecimento das vias bioquímicas específicas em cada doente será a chave para prever a forma como os dentes respondem às forças mecânicas.
- Isto, por sua vez, permitirá uma melhor movimentação dentária e procedimentos de tratamento mais rápidos. Um conhecimento aprofundado dos mediadores bioquímicos da movimentação dentária ortodôntica e dos seus mecanismos

proporcionará um raciocínio para um tratamento melhor e mais eficaz.

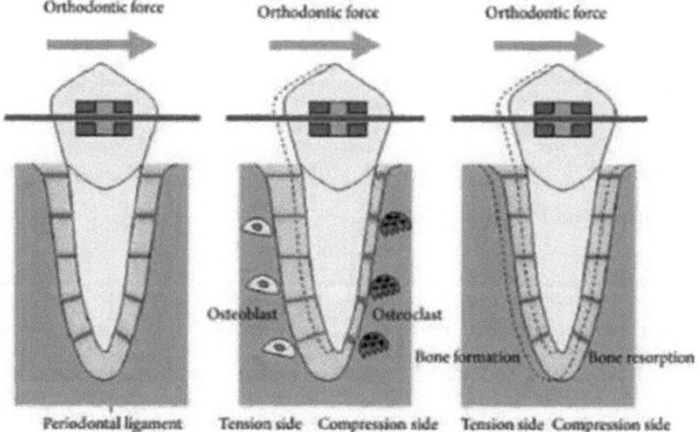

Fig 2: Pdl mostrando os lados de tensão e compressão

- O movimento dentário ortodôntico é composto por três fases: inclinação inicial, fase de atraso e movimento dentário progressivo. A inclinação inicial ocorre quando uma força (inclinação) é aplicada na coroa do dente. O ligamento periodontal é comprimido próximo ao rebordo alveolar do lado para o qual o dente é movimentado. No lado oposto, o PDL é alargado ou está sob tensão **(Fig. 2)**. A quantidade de inclinação depende da largura do PDL, do comprimento da raiz, da configuração anatómica, da magnitude da força e da saúde periodontal.

- A fase lag representa um atraso no movimento, que reflecte o recrutamento de células, e o estabelecimento de um microambiente que permitirá a remodelação da PDL e do osso. É nesta fase que os osteoclastos são recrutados para a área e os osteoblastos são activados.

- A fase final representa a renovação dos tecidos, que permite a redução da tensão aplicada, terminando com o movimento dos dentes e a desativação do aparelho. A reabsorção óssea é dominante nas áreas de pressão, e a formação óssea é dominante nas áreas de tensão. A duração de cada fase depende parcialmente da quantidade de força aplicada. Se forem aplicadas forças excessivas, a raiz aproxima-se efetivamente da parede alveolar para reduzir a vasculatura da área. Como resultado, forma-se uma zona sem células ou uma área hialinizada.

- O tecido hialinizado deve ser removido para que ocorra a movimentação dentária. Isto ocorre através de um processo denominado reabsorção subjacente, em que os osteoclastos presentes nos espaços adjacentes da medula óssea iniciam a reabsorção óssea na parte inferior oposta à área livre de células. Esta fase de desfasamento pode durar de vários dias a várias semanas. A utilização de forças leves pode minimizar o aparecimento de tecido hialinizado.
- Uma resposta inflamatória aguda está tipicamente presente na fase inicial da movimentação dentária ortodôntica. As citocinas, que são secretadas por células mononucleares, são mediadores químicos que podem interagir direta ou indiretamente com as células ósseas. As citocinas, como a IL-1, podem evocar a síntese e a secreção de inúmeras substâncias, incluindo as prostaglandinas (PGs) ou uma variedade de factores de crescimento. Foi demonstrado que as prostaglandinas estimulam a reabsorção óssea e aumentam a taxa durante a movimentação ortodôntica dos dentes **(Fig. 3).**

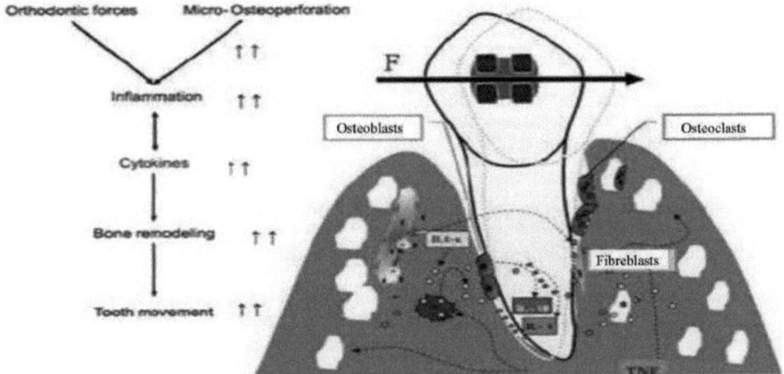

Fig 3: Biologia do movimento dentário

A reabsorção e deposição do osso alveolar durante o movimento dentário ortodôntico é um processo mediado por células e regulado por vários factores. Entretanto, os mecanismos envolvidos na conversão da (Força Ortodôntica) em atividade biológica não são completamente compreendidos. Existem dois possíveis elementos de controlo que formam duas teorias principais do movimento dentário ortodôntico. São eles:

1) **Eletricidade biológica.**

2) **Pressão - tensão no ligamento periodontal.**

1. TEORIA DA ELECTRICIDADE BIOLÓGICA[45]

Esta teoria explica que os sinais eléctricos que são produzidos quando o osso alveolar se dobra ou flexiona são, pelo menos em parte, responsáveis pelo movimento dentário. Inicialmente, pensava-se que os sinais eléctricos que poderiam iniciar o movimento dentário eram piezoeléctricos.

Uma taxa de decaimento rápida quando a força é aplicada.

Os sinais piezoeléctricos têm duas caraterísticas invulgares:

1. É criado um sinal piezoelétrico, que rapidamente se reduz a zero, apesar de a força se manter.

2. A produção de um sinal equivalente de direção oposta quando a força é libertada.

- Os iões no osso vivo interagem com o campo elétrico gerado quando o osso se dobra, causando alterações de temperatura e sinais eléctricos. Estas tensões, embora diferentes dos sinais piezoeléctricos em materiais secos, têm em comum o seu rápido aparecimento e alterações, podendo ser geradas pela aplicação de campos eléctricos externos.
- A força sustentada do tipo utilizado para induzir o movimento dentário ortodôntico não produz sinais proeminentes gerados por tensão. Um segundo tipo de sinal elétrico pode ser observado no osso que não está a ser sujeito a tensão, o qual é designado por "potencial bioelétrico". O osso metabolicamente ativo produz alterações electro-negativas que são geralmente proporcionais à sua atividade.
- A atividade celular pode ser modificada pela adição de sinais eléctricos exógenos, que afectam os receptores da membrana celular, a permeabilidade da membrana ou ambos. A deflexão do osso alveolar é rotineiramente produzida pela força ortodôntica (F.O.) e estas forças são acompanhadas por alterações consequentes no ligamento periodontal.

- Por outro lado, Hellar e Nanda[46] testaram o papel desempenhado pelas fibras periodontais na transmissão do stress gerado pelas forças ortodônticas ao osso.
- Zengo[47] e colaboradores investigaram a natureza da relação eletroquímica associada ao complexo dentoalveolar utilizando OF simulados. Ambos os estudos in-vivo indicaram que as áreas que são electro-negativas eram caracterizadas por uma elevada atividade osteoblástica e as áreas de electro-positividade eram caracterizadas por uma elevada atividade osteoclástica.
- O movimento dentário ortodôntico acelerado resultou quando a corrente eléctrica exógena foi administrada em conjunto com forças ortodônticas, o que aumentou ainda mais a resposta celular à estimulação eléctrica. Isto sugere que a resposta piezoeléctrica propagada pela flexão óssea incidente à aplicação de corrente eléctrica pode estar a funcionar como "primeiro mensageiro celular".

2. A TEORIA DA TENSÃO DE PRESSÃO[45]

Esta teoria explica as alterações celulares produzidas por mensageiros químicos durante o movimento dentário. Isso se deve principalmente à alteração do fluxo sanguíneo através da PDL. A alteração do fluxo sanguíneo cria rapidamente mudanças no ambiente.

Por exemplo, os níveis de oxigénio diminuiriam na área comprimida, mas poderiam aumentar no lado da tensão e as proporções relativas de outros metabolitos também se alterariam numa questão de minutos. Orhan Tuncay e Daphane[48] observaram que a baixa tensão de oxigénio provoca um aumento da proliferação celular e uma diminuição da atividade do trifosfato de adenosina (ATP) e da pressão parcial de oxigénio (Po2), ao passo que as condições de hipoxia provocam uma supressão da proliferação celular e um aumento da atividade do ATP. Estas alterações químicas, actuando diretamente ou estimulando a libertação de outros agentes biologicamente activos, estimulariam a diferenciação e a atividade celular. Em essência, esta visão do movimento dentário mostra três fases.

A) Alteração do fluxo sanguíneo no PDL.

B) A formação e / ou libertação de mensageiros químicos.

C) Resposta celular.

A) Alteração do fluxo sanguíneo no PDL

O movimento dentário ocorre como resultado de alterações na dinâmica dos fluidos no ligamento periodontal. Quando uma força ortodôntica é aplicada, resulta na compressão do ligamento periodontal no lado da pressão. Os vasos sanguíneos nesta região também são comprimidos, o que resulta na sua estenose. Os vasos sanguíneos para além da estenose dilatam-se, resultando na formação de aneurismas. A formação de aneurismas faz com que os gases sanguíneos escapem para o fluido intersticial, criando assim um ambiente favorável à reabsorção.

B) Sistemas de mensagens[45]

As células de cada sistema têm a capacidade de produzir um grande número de agentes químicos com efeitos estimulantes ou inibitórios sobre outras células vizinhas, através da síntese e libertação de substâncias potentes que modulam o comportamento celular. O "Estímulo Primário" ou os "Primeiros Mensageiros" podem alterar toda a atividade através da membrana plasmática. As células que respondem possuem receptores para estas substâncias. As suas interações conduzem a um aumento transitório do nível intracelular de "Segundos Mensageiros", seguido de fosforilação enzimática, síntese proteica, eventos celulares que regulam a produção de monofosfato de adenosina cíclico (AMPc) (Segundo Mensageiro) e resposta celular. Os agonistas, estímulos primários ou primeiros mensageiros, tais como hormonas ou forças mecânicas (Força Ortodôntica) podem alterar

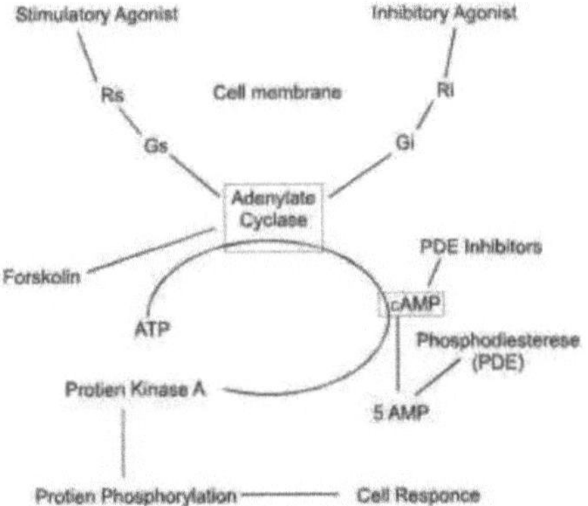

Fluxograma): Libertação de AMP cíclico (mensageiro secundário)

atividade através da membrana plasmática. A produção da via do segundo mensageiro (AMPc) é regulada por receptores estimulantes (Rs) ou inibitórios (Ri). Os componentes intra-membranosos que demonstraram mediar os efeitos dos estímulos extracelulares são os iões de cálcio e as enzimas da membrana celular. Esta interação entre os receptores e as respectivas proteínas, ou seja, as proteínas G estimuladoras e inibidoras (Gs & Gi), estimulam ou inibem a adenilato ciclase. Esta enzima ajuda na formação de cAMP a partir de ATP. Os agentes como a forskolina podem ativar diretamente a adenilato ciclase. Sabe-se que o AMPc ativa a proteína quinase -A, uma enzima responsável pela fosforilação das proteínas que provoca a resposta celular. A hidrólise do AMPc em 5 AMP é afetada pela enzima fosfodiesterase (PDE). A concentração de AMPc é mantida impedindo a hidrólise em 5 AMP na presença de inibidores da PDE. Para apoiar o envolvimento da via do segundo mensageiro no movimento dentário ortodôntico, as concentrações de AMPc foram significativamente mais elevadas no extrato de osso alveolar retirado de gatos tratados ortodonticamente, em comparação com amostras de osso alveolar não tratadas.

i). Via do fosfato de inositol

Um outro sistema de "segundo mensageiro" aumenta a incorporação de fosfato nos fosfolípidos da membrana celular em resposta a muitos estímulos. Os produtos da degradação dos lípidos inositol podem provocar a libertação de iões de cálcio intracelulares.

Os eventos membranares que resultam na redução dos fosfatos de inositol são semelhantes aos da geração de cAMP. Nesta via, o agonista liga-se aos receptores de superfície celular, seguido da interação recetor-proteína G, resultando na formação de fosfato de inositol. Na presença de fosfolípidos, o fosfato de inositol é convertido em fosfatidilinositol bifosfato.

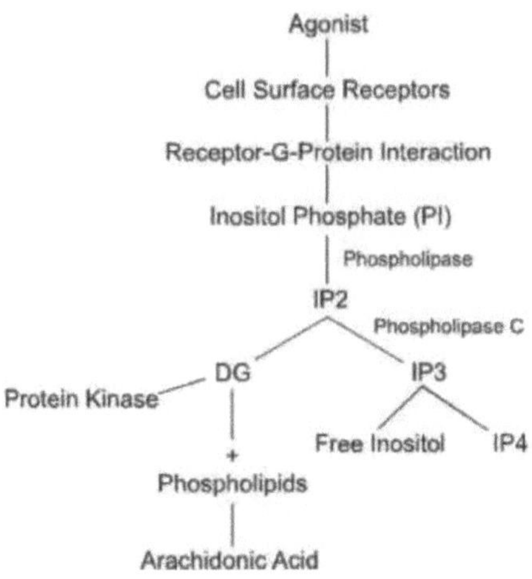

Fluxograma.2: Via do inositol

A fosfodiesterase cliva então o IP2 em diacilglicerol (DG) e trifosfato de inositol, com a subsequente libertação de cálcio das reservas intracelulares. Os iões de cálcio intracelulares são mobilizados a partir do retículo endoplasmático. O cálcio assim libertado é responsável pela fosforilação das proteínas, o que conduz a uma resposta celular precoce e sustentada. O IP3, por sua vez, é desfosforilado em inositol livre, que é depois reciclado na via do fosfatidil inositol (P.I.), ou fosforilado para formar fosfato de tetra inositol. Este IP4 pode ter um papel na ativação do cálcio através dos canais de cálcio da membrana. O IP4 é um mediador comprovado da mitogénese numa variedade de tipos de células. Para além da produção de Ip3, forma-se DG, que permanece no plano da membrana celular e ativa a proteína cinase-C (PKC). A proteína quinase-C é uma enzima responsável pela fosforilação de proteínas que conduz a uma resposta celular. Os fosfolípidos do diacilglicerol, na presença de fosfolípidos, dão também origem ao ácido araquidónico (eicosanóides). Com estes desenvolvimentos, tornou-se claro que outros segundos mensageiros para além do AMPc, como os metabolitos dos fosfolípidos, ou seja

O fosfato de inositol e o diacilglicerol podem mediar os efeitos da deformação mecânica.

ii).Prostaglandinas e movimento dentário[17]

As prostaglandinas foram isoladas do sémen humano e, na altura, acreditava-se que a glândula prostática era a principal fonte. Atualmente, sabe-se que as prostaglandinas são produzidas por quase todos os tecidos, mas o nome foi mantido. A capacidade de estimular ou inibir o movimento dentário através da adição de EGP exógena ou de indometacina, respetivamente, sugere que as forças mecânicas são mediadas pela produção de prostaglandinas. Os inibidores da ciclo-oxigenase, como a indometacina e outros anti-inflamatórios não esteróides (AINEs), que inibem a síntese de prostaglandinas, inibem o aparecimento de osteoclastos. Outros trabalhos de Yamasaki[17] mostraram que a injeção local de prostaglandinas também pode aumentar a taxa de movimentação dentária ortodôntica em primatas.

a) Via do ácido araquidónico

Um relatório anterior num modelo de coelho encontrou apenas uma diminuição significativa no número de osteoclastos e não no grau de movimento dentário. Sandy e Harris sugeriram que as prostaglandinas por si só não são responsáveis pela remodelação óssea associada à movimentação dentária. Os leucotrienos e o ácido hidroxi eicosa tetra enólico (HETE "s) produzidos a partir do mesmo substrato (ácido araquidónico) poderiam explicar esta discrepância. Foi demonstrado que estes moduladores inflamatórios reabsorvem potencialmente o osso. Os leucotrienos, que são também metabolitos do ácido araquidónico, foram originalmente demonstrados nos leucócitos e foram denominados leucotrienos. Assim, é possível que, uma vez que as prostaglandinas não são totalmente responsáveis pela remodelação óssea associada à movimentação dentária, os produtos da lipoxigenase também possam estar envolvidos.

Um modelo ortodôntico em ratos foi utilizado para demonstrar que a inibição da síntese de leucotrienos pode reduzir significativamente a movimentação dentária ortodôntica. Tanto as prostaglandinas como os leucotrienos têm um substrato parental comum (ácido araquidónico), que é libertado dos fosfolípidos da membrana celular pela ação da enzima fosfolipase. (Os fosfolípidos são produzidos pelo diacilglicerol). No entanto, os factores que controlam estes acontecimentos podem ser ambos mediados por alterações intracelulares dos nucleótidos cíclicos. Considera-se a seguinte sequência de eventos. Em primeiro lugar, a ativação da enzima fosfolipase com a subsequente libertação de ácido araquidónico resulta num aumento da produção de Camp. Em segundo lugar, verifica-se também um aumento do cálcio intracelular e uma estimulação da síntese de ADN. O ácido araquidónico é metabolizado pelas enzimas ciclo-oxigenase, produzindo PG e tromboxanos. O metabolismo através da via da lipoxigenase resulta na produção de leucotrienos e HETE's (ácido hidroxi eicosa tetraenóico).

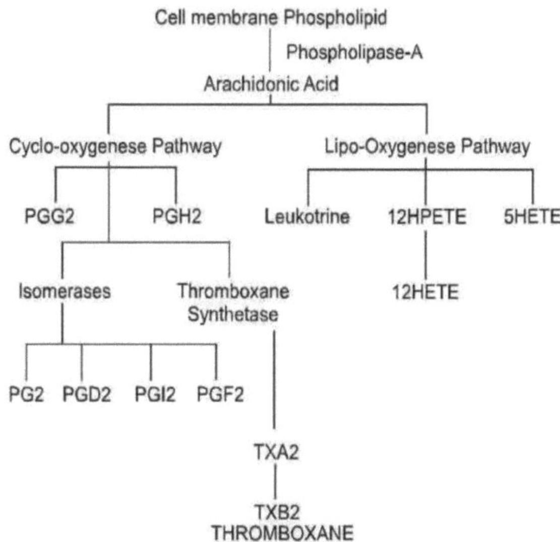

Fluxograma 3: via do ácido araquidónico

Para resumir o evento, é possível que existam duas vias biológicas geradas pela força ortodôntica[45] :

Via - T : Representa uma resposta mais fisiológica que pode estar associada ao crescimento e remodelação normais.

Via - TT: Representa a produção de uma resposta inflamatória tecidual gerada pela Força Ortodôntica.

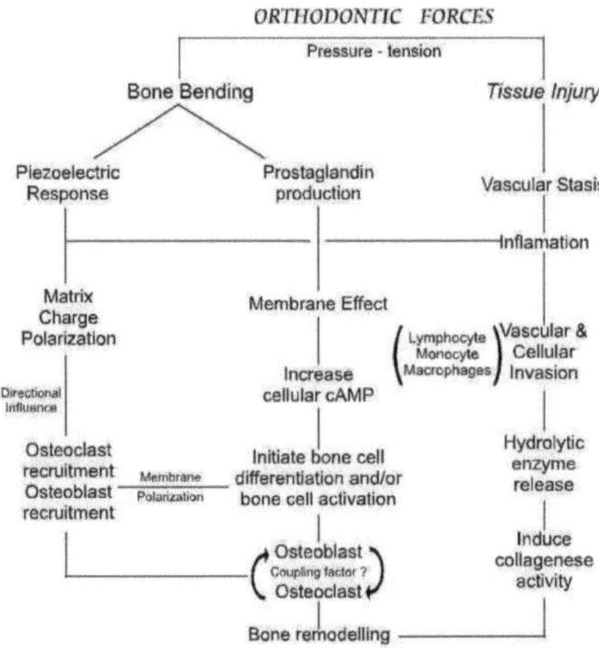

Fluxograma. 4: Vias biológicas geradas pelas forças ortodônticas

Pathway - I : A partir do Pathway - I pode ser explicado que a força ortodôntica cria pressão e tensão, levando à flexão do osso. Uma vez que as fibras de colagénio possuem propriedades piezoeléctricas, a resposta primária à força ortodôntica é a geração de polarização bioeléctrica do tecido em resposta à flexão do osso. Alternativamente, células ósseas mantidas em cultura liberam prostaglandinas em resposta à pressão. Não está claro se os próprios efeitos piezoelétricos estimulam a síntese de prostaglandinas observada ou se eventos alternativos independentes estão envolvidos. No entanto, existem provas circunstanciais de que a estimulação eléctrica estimula a síntese de prostaglandinas. Está claro na literatura que tanto a síntese de prostaglandinas quanto a polarização elétrica da membrana, pelo processo piezoelétrico, atuam na via dos nucleotídeos cíclicos da superfície celular, gerando alterações nos níveis de AMPc. Até o momento, os eventos descritos não levam em consideração o controle direcional do movimento dentário. Foi demonstrado que, durante a flexão óssea, as áreas de convexidade assumem uma carga positiva e as áreas de concavidade assumem uma carga negativa. Curiosamente, também foi demonstrado que as áreas eletricamente neutras ou positivas promovem a atividade dos osteoclastos e as zonas de electro-negatividade apoiam a atividade osteoblástica. Isto pode explicar como a polarização da alteração da matriz contribui para o controlo direcional da remodelação óssea ortodôntica. Além disso, a matriz carregada pode ativar a polarização da membrana, afectando, por sua vez, os níveis de AMPc. A formação e a reabsorção óssea são sincronizadas por um produto difusível produzido pelo osteoblasto e denominado "Fator de Acoplamento". A presença de um tal fator de acoplamento indicaria que talvez o osteoblasto responda à condição ambiental inicial e, subsequentemente, regule a atividade osteoclástica. Isto proporcionaria um mecanismo no qual a formação óssea líquida é igual à reabsorção óssea líquida. O fator de acoplamento poderia então explicar a observação de que, tanto a reabsorção como a formação óssea ocorrem em áreas de pressão e tensão, e na direção oposta, mantendo assim a espessura da tábua óssea alveolar.

Via - TT: Na via - II, a lesão tecidular gerada pela OF provoca uma resposta inflamatória clássica. Os processos inflamatórios são despoletados juntamente com a clássica infiltração vascular e celular. Os linfócitos, monócitos e macrófagos invadem o tecido inflamado e, muito provavelmente, contribuem para a libertação de prostaglandinas e para a secreção de enzimas hidrolíticas. Está bem documentado que as respostas inflamatórias locais estimulam a atividade osteoclástica. Acredita-se que este aumento da atividade osteoclástica é gerado pela elevação local da prostaglandina e pelo subsequente aumento do AMPc celular. A evidência mais forte da presença de um mediador químico libertado em resposta à reação inflamatória é o facto de a remodelação óssea persistir durante vários dias após a cessação da OF. A resposta inflamatória é também caracterizada pela secreção de enzimas hidrolíticas. Este facto tem uma relevância importante para a renovação do tecido conjuntivo. Acredita-se que a colagenase existe numa forma inativa e pode ser activada pelo ativador do plasminogénio, que digere o osteoide, expondo a matriz mineralizada e permitindo a ação do osteoclasto. Isto é provocado pela enzima hidrolítica produzida pelos linfócitos, monócitos e macrócitos.

iii). Papel dos neurotransmissores na movimentação ortodôntica dos dentes[45] :

Outro resultado da distorção física provocada pelas forças nos tecidos para-dentários é o seu efeito nas fibras e terminais nervosos periféricos. Os neuropéptidos armazenados nos terminais nervosos dentro da PDL podem ser libertados para o espaço extracelular à medida que a tensão aplicada persiste ou fluir para o gânglio.

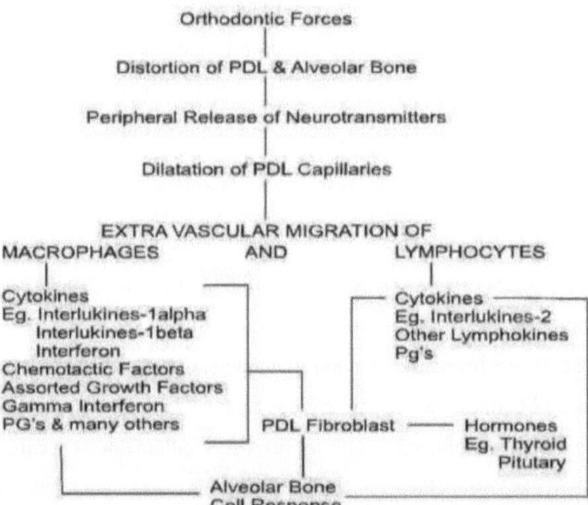

Diagrama de fluxo 5: Papel dos neurotransmissores na movimentação dentária ortodôntica

Os neuropéptidos estão amplamente distribuídos em muitos tecidos, tendo sido demonstrado que alguns dos neuropéptidos, nomeadamente a substância P (SP), o polipeptídeo intestinal vasoativo (VIP) e os péptidos relacionados com o gene da calcitonina (CGRP), afectam as células ósseas diretamente ou através dos seus efeitos no sistema vascular, aumentando a permeabilidade. A substância P foi identificada nos tecidos dentários em torno dos vasos sanguíneos da polpa dentária. Estas substâncias são responsáveis pela vasodilatação e extravasamento de plasma e migração de leucócitos para os tecidos extra-vasculares. Quando a substância P foi incubada durante 48 horas com sinoviócitos humanos em cultura de doentes artríticos, provocou uma elevação significativa da libertação de prostaglandina-E (PGE) e de colagenase no meio, bem como um aumento da proliferação celular. O polipéptido intestinal vasoativo foi isolado pela primeira vez a partir de tecido intestinal de porco. Trata-se de um potente vasodilatador que estimula a reabsorção óssea in vitro através de um mecanismo relacionado com o AMPc. Foi registado a presença de VIP na polpa dentária de gatos.

C) MUDANÇA DE FORMA NAS CÉLULAS[45]

➢ Mecanismo de transdução de forças mecânicas

O desenvolvimento de técnicas de isolamento e cultura de tipos de células e de métodos de deformação das camadas celulares ou de alteração da forma das células sugeriu a existência de uma relação definitiva entre a forma das células e a atividade metabólica. As prostaglandinas e a hormona paratiroide (PTH) induziram alterações de forma em culturas de células ósseas. É então concebível que, nos locais de pressão, as células sejam arredondadas e tenham efeitos catabólicos e que, nos locais de tensão, as células sejam achatadas e estejam, portanto, num modo anabólico ou sintético. É importante compreender que a alteração da forma das células cultivadas in vitro em resposta a várias hormonas e factores de crescimento pode não ocorrer necessariamente in vivo.

➢ Interações entre o citoesqueleto e a matriz

Vários investigadores demonstraram que as alterações de forma nas células podem ser provocadas por meios não químicos, principalmente devido à reorganização das proteínas do citoesqueleto. Os três principais componentes do citoesqueleto são

a. **Microtúbulos,**

b. **Microfilamentos**

c. **Filamentos intermédios**

Os microfilamentos são talvez o mais bem situado dos três sistemas para detetar estas alterações. A principal subunidade proteica dos microfilamentos é a Actina. Existem, no entanto, muitas proteínas associadas, como a miosina, a tropomiosina, a vinculina e a talina. Os feixes de microfilamentos terminam em locais especializados da Talina na membrana celular, formando um complexo de junção com a matriz extracelular. Estas adesões apertadas são conhecidas como Contactos Focais ou Placas de Adesão. As proteínas integrais da membrana celular denominadas Integrinas abrangem a membrana celular desde o citoplasma até à matriz extracelular. As Integrinas não se ligam diretamente a microfilamentos como a ACTINA, mas dependem de proteínas associadas para esta função (por exemplo, Fibronectina extracelularmente e Talina intracelularmente). A actina-vinculina liga-se a este complexo Talina - Integrina. Por conseguinte, é possível visualizar um conjunto complexo de acontecimentos que podem resultar quer da distorção mecânica de uma célula, da membrana celular ou da matriz extracelular, quer da indução de uma alteração da forma da célula com hormonas e factores de crescimento. Até à data, existem poucos trabalhos publicados sobre alterações no citoesqueleto com forças mecânicas, mas a diminuição da tubulina sugere que esta pode ter um papel na mediação do stress mecânico.

Se as células ósseas não conseguem distinguir entre uma tensão mecânica de tração e uma tensão mecânica de compressão, como é que a reabsorção óssea pode ocorrer no lado de compressão do osso alveolar durante o movimento dentário ortodôntico. Na conferência "Biology of Tooth Movement", realizada em Farmington, em novembro de 1986, foi sugerido que a resposta provavelmente seria encontrada no campo da biologia das citocinas. De acordo com esta hipótese, a formação ou reabsorção do osso depende i) das citocinas produzidas localmente por células activadas mecanicamente e ii) do estado funcional das células alvo disponíveis. Como sabemos, as células comunicam entre si, bem como com outras células, através da síntese e libertação de substâncias potentes que modulam o comportamento celular. As células que respondem possuem receptores para estas substâncias e a sua interação conduz a um aumento transitório do nível intracelular de "segundos mensageiros", seguido de fosforilação enzimática e síntese de proteínas.

As citocinas como mediadores da remodelação óssea induzida mecanicamente[49]

As citocinas são mediadores solúveis de curto alcance libertados pelas células, que modulam a atividade de outras células. As primeiras identificadas foram as linfocinas produzidas pelos linfócitos. Nessa altura, pensou-se que os linfócitos eram as únicas células capazes de produzir esses factores, pelo que se lhes deu o nome de "linfocinas". Atualmente, sabe-se que muitos tipos de células diferentes podem produzir estes agentes, pelo que se utiliza o termo "citocinas". As células inflamatórias produzem numerosas citocinas, que medeiam várias fases da inflamação. Até à data, foram descritas mais de 50 citocinas. Algumas destas citocinas, em particular a Interleucina - 1 alfa e 1 beta, o Fator de Necrose Tumoral e o Interferão Gama, foram implicadas na mediação do processo de remodelação óssea in vitro. A interleucina - 1 foi originalmente definida como um produto de monócitos/macrófagos com numerosas funções biológicas, como a reabsorção óssea e a proliferação de fibroblastos. A interleucina - 1 promove a libertação de colagenase e em doentes com gengivite crónica. Também foi detectada nos tecidos periodontais dos dentes caninos de gatos após a aplicação de uma força de inclinação, o que forneceu a primeira evidência experimental para apoiar a hipótese.

Citocinas e Interação entre Osteoblastos e Osteoclastos: Como é que as citocinas medeiam a remodelação óssea induzida mecanicamente?

- Verificou-se que os osteoblastos possuem os receptores para PGs, PTH e Vit

D, mas não os osteoclastos. A transmissão de sinais dos osteoblastos para os osteoclastos ocorre de duas formas.

- Os osteoblastos respondem a agentes sistémicos e locais produzindo colagenase. Os osteoclastos não podem / não reabsorvem o osso a menos que a camada osteoide superficial seja removida.
- Por conseguinte, os osteoblastos podem facilitar a reabsorção óssea através da exposição mineral. Os osteoblastos, tendo reconhecido o sinal de reabsorção, transmitem-no de alguma forma aos osteoclastos.
- Os agentes de reabsorção óssea, como a PTH, podem induzir uma alteração na forma dos osteoblastos, o que facilitaria o acesso dos osteoclastos à superfície óssea. Assim, uma baixa concentração de PTH promove a formação óssea, mas uma concentração elevada facilitará a reabsorção óssea. As superfícies ósseas em repouso são cobertas por uma fina camada de osteoide não mineralizado, que protege o osso mineralizado subjacente da ação osteoclástica descontrolada.
- Este facto é apoiado por observações sobre o osso em repouso, onde os osteoblastos se encontram na superfície do osso. Quando a PTH estimula estas células, elas mudam de forma, tornando-se mais redondas e expondo assim os minerais subjacentes.
- Atualmente, existem boas provas de que a remoção deste osteoide é provocada pela produção de colagénio pelos osteoblastos. Isto indica que a reabsorção óssea ocorre como um evento bem definido, com os osteoblastos a controlarem a fase crítica. É pouco provável que este mecanismo seja o principal fator regulador, uma vez que só pode influenciar a atividade dos osteoclastos já diferenciados.

- Os sinais de reabsorção podem ser transmitidos aos osteoclastos pelas citocinas, que são produzidas pelos osteoblastos. As citocinas podem ativar diretamente os osteoclastos ou promover o seu recrutamento e diferenciação a partir das suas células precursoras.
- Assim, os osteoblastos já não são considerados simplesmente como células formadoras de osso. Não é claro se todos os osteoblastos são capazes de apresentar sinais de reabsorção aos osteoclastos ou às suas células precursoras.

- É possível que exista no osso uma população de osteoblastos "Helper" distinta da população envolvida na síntese da matriz, cuja principal função é regular a reabsorção. Alternativamente, todos os osteoblastos podem ter o potencial de atuar como células auxiliares em alguma fase do seu ciclo de vida.
- Uma vez cessada a formação de osteoide, os osteoblastos em repouso na superfície adquirem a capacidade de responder a sinais de reabsorção. Foi apresentada uma teoria adicional segundo a qual, em resposta à PTH, os osteoblastos segregam um ativador solúvel para os osteoclastos conhecido como Fator de Ativação dos Osteoclastos (OAF).
- Agora é claro que, embora o osteoclasto seja a principal célula de reabsorção óssea, o osteoblasto é agora reconhecido como a célula que controla tanto a fase de formação como a fase de reabsorção do ciclo de remodelação óssea.
- Por conseguinte, a predominância da formação ou reabsorção óssea num determinado local é determinada pelas citocinas produzidas localmente por células activadas mecanicamente, bem como pelo estado funcional das células-alvo disponíveis.
- Para além dos vários mecanismos acima mencionados pelos quais a reabsorção óssea osteoclástica é estimulada, os osteoblastos também estão envolvidos na transmissão de sinais em resposta à ligação de hormonas como a PGE2 ou a paratormona a um recetor no osteoblasto. Os osteoblastos produzem um mediador solúvel para ativação e recrutamento de osteoclastos. Além disso, produzem metaloproteinases da matriz (MMPs) para a decomposição da camada osteoide não mineralizada.
- Os osteoclastos podem então remover o osso após a superfície, a camada osteoide é removida pelas MMP's e a matriz mineralizada é exposta. Pensa-se também que os osteócitos, ou seja, os osteoblastos presos na matriz óssea mineralizada, desempenham um papel de sensores mecânicos que detectam a carga mecânica do osso, o que resulta numa resposta celular.
- As metaloproteinases da matriz são metaloenzimas que degradam a matriz extracelular, conhecidas coletivamente como MMP's. Existem inibidores endógenos para estas metaloenzimas e são conhecidos como inibidores tecidulares das metaloproteinases (TIMP's). Estas metaloenzimas são designadas

por metalo, porque dependem de Zn++ e Ca++ para a sua atividade.

- Actuam a um pH neutro e digerem as principais macromoléculas dos tecidos conjuntivos. A degradação dos tecidos ocorre quando as MMP's estão em excesso em relação aos TIMP's. O significado destas enzimas no movimento dentário ortodôntico é o facto de as MMP e os TIMP estarem ambos aumentados durante a deformação mecânica das suturas.
- Os osteoclastos, para além da sua função osteolítica, também desempenham um papel importante no desenvolvimento e crescimento do osso, libertando factores de crescimento polipeptídicos da matriz mineralizada extracelular. Estes factores são geralmente referidos como Factores de Crescimento Derivados do Osso e são conhecidos por incluírem Proteínas Morfogenéticas do Osso (BMP), Fator de Crescimento Derivado das Plaquetas (PDGF) e Fator de Crescimento Transformador, etc.

- Os conceitos que envolvem as alterações moleculares e microscópicas dos tecidos que acompanham o movimento dentário sofreram mudanças radicais. A flexão óssea e a geração de sinais piezoeléctricos foram anteriormente consideradas como chaves importantes para explicar a diferenciação celular e a remodelação óssea.

- Investigações posteriores comprovaram os conceitos de movimento dentário como resultado de uma reação inflamatória em resposta a forças aplicadas e o papel vital dos mediadores químicos, tais como citocinas, interleucinas e factores de crescimento.

- A investigação recente também esclarece o papel do RANKL e dos receptores RANKL, bem como das osteoprotegerinas, no estabelecimento de um equilíbrio entre os osteoblastos e os osteoclastos activados, controlando assim a quantidade e a direção da remodelação óssea.

Quadro 1: Acontecimentos ocorridos aquando da aplicação de pressão ligeira e forte sobre o dente[44]

	TIME	EVENT
L I G H T	<3 sec – 2 secs	1. PDL fluid incompressible, alveolar bone bends, piezoelectric signal generated 2. PDL fluid expressed, tooth moves within PDL spaces
	3-5 sec	1. Blood vessels within PDL partially compressed on the pressure side, dilated on tension side, PDL fibers and cells mechanically distorted
P R E S S U R E	5 secs – minutes	1. Blood flow altered, oxygen tension begins to change, prostaglandins and cytokines released
	Minutes – hours	1. Metabolic changes occurring: chemical messengers affect cellular activity, enzyme levels change
H E A V Y	TIME	EVENT
	3 sec - 5 secs	1. Blood vessels within the PDL occluded on pressure side
	5 sec- minutes	1. Blood flow cut off to compressed to PDL area
P R E S S U R E	Minutes to hours	1. Cell death in compressed area
	3- 5 days	1. Cell differentiation in adjacent narrow spaces, Undermining resorption begins
	7-14 days	1. Undermining resorption removes lamina dura adjacent to the compressed PDL, tooth movement occurs

MÉTODOS DE ACELERAÇÃO DO MOVIMENTO DENTÁRIO

MÉTODOS DE ACELERAÇÃO DO MOVIMENTO DENTÁRIO[50]

Existem três fases do movimento dentário **(Tabela 2)**: a fase inicial, que se caracteriza por um movimento rápido após a aplicação da força; seguida de um período de atraso, em que há pouco ou nenhum movimento, e a última fase, em que ocorre um aumento gradual ou súbito do movimento.

Tabela.2: Fases da deslocação dentária[50]

Initial phase	Rapid movement after application of force
Lag phase	Little or no movement
Final phase	Gradual or sudden increase of movement

A fase inicial do movimento dentário envolve respostas inflamatórias agudas caracterizadas pela migração de leucócitos para fora dos capilares sanguíneos e pela produção de citocinas, que estimulam a excreção de prostaglandinas e factores de crescimento. À fase aguda segue-se a fase crónica, que envolve a proliferação de fibroblastos, células endoteliais, osteoblastos e o processo de remodelação das células da medula óssea alveolar.

Os métodos para acelerar o movimento dentário ortodôntico podem ser amplamente estudados nas seguintes categorias[50]

A) ABORDAGEM BIOLÓGICA

B) ABORDAGEM ASSISTIDA POR DISPOSITIVOS

C) ABORDAGEM CIRÚRGICA

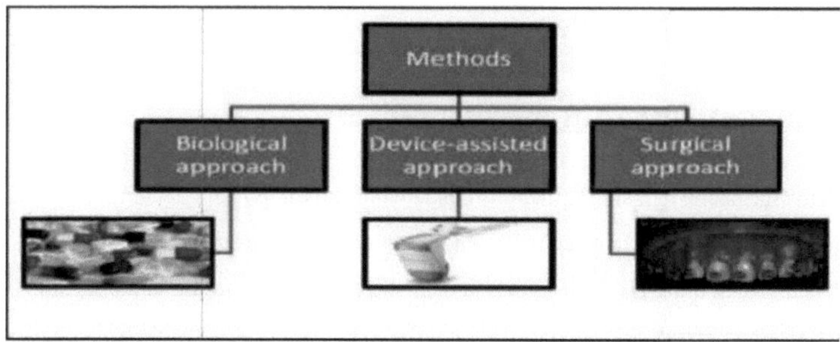

Fig 4: Métodos de aceleração do movimento dentário

A. ABORDAGEM BIOLÓGICA

ABORDAGEM BIOLÓGICA

- Vários fármacos têm sido utilizados desde há muito tempo para acelerar a movimentação dentária ortodôntica e têm obtido resultados de sucesso. Estes incluem a vitamina D, a prostaglandina, as interleucinas, a hormona paratiroide e o misoprostol. Foram feitas experiências utilizando estas moléculas de forma exógena para melhorar a movimentação dentária em humanos.
- Mas todos estes medicamentos têm um ou outro efeito adverso indesejável. Por exemplo, a vitamina D, quando injectada na PDL, aumenta os níveis das enzimas lactato desidrogenase (LDH) e creatinina fosfoquinase (CPK), causando reabsorção radicular; a prostaglandina provoca um aumento generalizado do estado inflamatório e causa reabsorção radicular.
- Assim, até à data, não existe nenhum fármaco que possa acelerar com segurança a movimentação dentária ortodôntica. Têm sido realizadas extensas experiências com moléculas exógenas, como a prostaglandina E (PGE2), citocinas que incluem factores derivados de linfócitos e monócitos, ativador do recetor do ligando do fator nuclear kappa B (RANKL) e fator estimulador de colónias de macrófagos (MCSF), com o objetivo de melhorar a movimentação dentária, tanto em experiências com animais como em humanos.

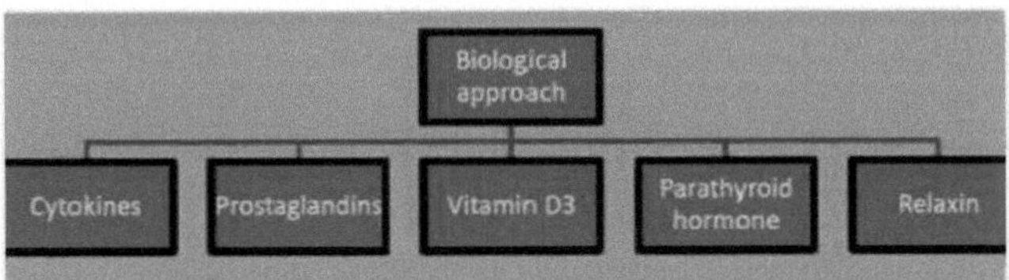

Fig 5: Vários fármacos em abordagem biológica

Tabela 3: Abordagens biológicas para melhorar a movimentação dentária

Author	Year	Type of study	Level of evidence	Type of study
Soma et al[51]	Parathyroid hormone	Case control study	Level 3	Animal
Soma et al.[52]	Parathyroid hormone	Case control study	Level 3	Animal
Collins et al.[18]	Vitamin D	Case control study	Level 3	Animal
Kale et al.[53]	Vitamin D	Case control study	Level 3	Animal
Kawakami et al[54]	Vitamin D	Case control study	Level 3	Animal
Yamasaki et al[55]	Prostaglandins	Case control study	Level 3	Animal
Yamasaki et al.[56]	Prostaglandins	Case control study	Level 3	Animal
Yamasaki et al.[57]	Prostaglandins	Randomised clinical trail	Level 2	Human
Selfi et al.[58]	Prostaglandins	Case control study	Level 3	Animal
Liu et al.[59]	Relaxin	Case control study	Level 3	Animal
Madan et al.[60]	Relaxin	Case control study	Level 3	Animal
Mc Gorray et al.[35]	Relaxin	Randomised clinical trail	Level 2	Human

1. EFEITO DAS CITOCINAS NO MOVIMENTO DENTÁRIO[61]

- Verificou-se que a elevada concentração de citocinas como as interleucinas IL-1, IL-2, IL-3, IL-6, IL-8 e o fator de necrose tumoral alfa (TNF) desempenham um papel importante na remodelação óssea; além disso, a interleucina-1 (IL-1) estimula a função dos osteoclastos através do seu recetor nos osteoclastos.

- Verificou-se também que o stress mecânico devido ao tratamento ortodôntico aumentava a produção de prostaglandina PGE e IL-1 beta nos ligamentos periodontais. Estas experiências foram realizadas em gatos, em que um canino foi inclinado distalmente com 80 g de força, durante horas e dias, e depois foram realizadas experiências de imunohistoquímica e microfotometria para medir a intensidade de PGE e IL-1 beta, que se verificou ser mais elevada na tensão.

- O movimento dentário ortodôntico é conseguido através da remodelação do ligamento periodontal (PDL) e do osso alveolar em resposta à carga mecânica e acredita-se que seja mediado por vários mediadores do hospedeiro, como as citocinas.
- Através da reação em cadeia da polimerase (PCR) em tempo real, o padrão de expressão do mRNA que codifica várias citocinas pró e anti-inflamatórias em relação a vários marcadores da matriz extracelular e da remodelação óssea, nos lados de tensão (T) e compressão (C) da PDL de dentes humanos sujeitos a expansão rápida da maxila.
- A PDL de dentes normais foi utilizada como controlo. Os resultados mostraram que tanto o lado T como o lado C apresentavam uma expressão significativamente mais elevada de todos os alvos quando comparados com os controlos, exceto para o colagénio tipo I (COL-I) e o inibidor tecidular da metaloproteinase-1 (TIMP-1) no lado C.
- Comparando os lados C e T, o lado C apresentou uma maior expressão do fator de necrose tumoral-a (TNF-a), do ativador do recetor do ligando do fator nuclear-jB (RANKL) e da metaloproteinase-1 da matriz (MMP-1), enquanto o lado T apresentou uma maior expressão da interleucina 10 (IL-10), TIMP-1, COL-I, osteoprotegerina (OPG) e osteocalcina (OCN).
- A expressão do fator de crescimento transformador-b (TGF-b) foi semelhante em ambos os lados C e T. Expressão diferencial de citocinas pró e anti-inflamatórias na PDL comprimida e esticada durante a movimentação dentária ortodôntica.

2. EFEITO DA PROSTAGLANDINA NO MOVIMENTO DOS DENTES -[5556]

- As prostaglandinas (PGs) são mediadores inflamatórios e uma hormona parácrina que actua nas células vizinhas; estimulam a reabsorção óssea aumentando diretamente o número de osteoclastos.

- Foram realizadas experiências in vivo e in vitro para mostrar claramente a relação entre os PGs, as forças aplicadas e a aceleração do dente

17

movimento. Yamasaki foi um dos primeiros a investigar o efeito da administração local de prostaglandina em ratos e macacos.

- Além disso, as injecções de PGE2 exógena durante um período de tempo prolongado causaram a aceleração dos movimentos dentários em ratos. Além disso, a taxa de aceleração não foi afetada por injecções únicas ou múltiplas da PGE2 injectada.
- No entanto, a reabsorção radicular estava muito claramente relacionada com as concentrações de 40 µg e o número de injecções administradas. Também foi demonstrado que a administração de PGE2 na presença de cálcio estabiliza a reabsorção radicular enquanto acelera o movimento dentário.
- Além disso, a PGE2 produzida quimicamente foi estudada em ensaios humanos com experiências de boca dividida nos casos de extração do primeiro pré-molar. Nestas experiências, a taxa de retração distal dos caninos foi 1,6 vezes mais rápida do que no lado de controlo com a dosagem de 40µg.

3. EFEITO DA VITAMINA D3 NA MOVIMENTAÇÃO DENTÁRIA[18,53]

- A vitamina D3 também atraiu a atenção de alguns cientistas para o seu papel na aceleração do movimento dentário; o 1 25 dihidroxicolecalciferol é uma forma hormonal da vitamina D e desempenha um papel importante na homeostase do cálcio com a calcitonina e a hormona paratiroide (PTH).
- Formas ativas de vitamina D3 são frequentemente consumidas como suplementos dietéticos. Evidentemente, o aumento da sua concentração ao redor das células paradentárias, enquanto estas são submetidas a forças ortodônticas, pode evocar reações sinérgicas por parte das células, levando à rápida movimentação dentária. Respostas semelhantes podem ocorrer quando outros sinais são introduzidos durante o tratamento ortodôntico.

- Elásticos ortodônticos foram inseridos entre o primeiro e segundo molares superiores bilateralmente em ratos machos. A 1,25(OH)2D3 foi injectada localmente, na concentração de 10^{-10} M, uma vez a cada 3 dias, na área submucosa palatina da bifurcação radicular do molar do lado direito.
- A injeção de metabolito de vitamina D na PDL de gatos durante várias semanas revelou que a vitamina D acelerou o movimento dentário em 60% mais do que o grupo de controlo devido ao aumento da quantidade de osteoclastos no local de pressão, tal como detectado histologicamente.

- Foi também investigada uma comparação entre a injeção local de vitamina D e PGEs em dois grupos diferentes de ratos.
- Verificou-se que não existe uma diferença significativa na aceleração entre os dois grupos. No entanto, o número de osteoblastos no lado da pressão que foi injetado com vitamina D foi maior do que no lado da PGE2. Isto indica que a vitamina D pode ser mais eficaz na renovação óssea.

4. EFEITO DA RELAXINA NA MOVIMENTAÇÃO DENTÁRIA[59,60]

- O efeito da relaxina também foi investigado. A relaxina é uma hormona que ajuda durante o parto através do alargamento dos ligamentos púbicos nas mulheres e sugere-se que esteja presente na sutura craniana e na PDL.
- O papel da relaxina é conhecido na remodelação dos tecidos moles e não na remodelação do osso.
- Foi demonstrado que aumenta o colagénio no local de tensão e diminui-o no local de compressão durante o movimento ortodôntico.
- A remodelação da PDL por relaxamento pode reduzir a taxa de recidiva após o tratamento ortodôntico.
- Os ensaios clínicos aleatórios em seres humanos foram realizados através de injecções semanais de 50 µg de relaxina ou de controlo com placebo durante 8 semanas.
- O movimento dentário foi medido semanalmente em impressões de polivinil siloxano que foram digitalizadas.

- Não houve diferença significativa entre o grupo de controlo com relaxina e o grupo de controlo com placebo relativamente à aceleração e à recaída.
- No entanto, o mecanismo pelo qual a relaxina acelera o movimento dentário ainda não é totalmente compreendido.

5. HORMONA PARATIROIDEIA NO MOVIMENTO DENTÁRIO[51,52]

- A homeostase do cálcio e a remodelação óssea no corpo humano são reguladas principalmente pela hormona paratiroideia (PTH).
- A principal função da PTH é a reabsorção de cálcio do intestino delgado, aumentando assim a concentração sérica de cálcio.
- Provoca a absorção de iões de cálcio do osso, conduzindo assim à reabsorção óssea.

Este mecanismo é aproveitado na ortodontia acelerada para acelerar o movimento dentário.

- Soma e colaboradores[51] realizaram experiências em ratos e sugeriram que a administração contínua de PTH é aplicável para acelerar a movimentação dentária ortodôntica.
- Implantação de infusão contínua de PTH (1 a 10μg/100g de peso corporal/dia) na região dorsocervical que fez com que os molares se movessem 2 a 3 vezes mais rápido mesialmente por mola helicoidal ortodôntica.
- A PTH injectada localmente induz a reabsorção óssea local, pelo que é mais vantajoso administrar PTH localmente do que por via sistémica.
- a aplicação local de PTH de libertação lenta foi muito eficaz quando uma injeção diária de PTH dissolvida em meio de gel provocou uma aceleração 1,6 vezes mais rápida dos dentes em comparação com a injeção diária de PTH dissolvida em soro fisiológico, que não provocou qualquer aceleração

B. ABORDAGEM ASSISTIDA POR DISPOSITIVOS

1) Dispositivo de força cíclica

2) Fotobiomodulação

3) Corrente eléctrica direta

4) Terapia laser de baixo nível

- Outra abordagem para acelerar a movimentação dentária é a utilização de terapia assistida por dispositivos. Os métodos cirúrgicos, independentemente da técnica, continuam a ser invasivos até certo ponto e, por conseguinte, têm as suas complicações associadas.
- Assim, surgiram métodos não invasivos. Esta técnica inclui correntes eléctricas diretas, campo eletromagnético pulsado, campo magnético estático, vibração de ressonância e laser de baixa intensidade, que foi a técnica mais investigada e que deu os resultados mais promissores **(Fig. 6).**
- O conceito de utilização de abordagens físicas surgiu da ideia de que a aplicação de forças ortodônticas provoca a flexão do osso (teoria da flexão do osso) e o desenvolvimento de um potencial bioelétrico. O local côncavo será carregado negativamente atraindo osteoblastos e o local convexo será carregado positivamente atraindo osteoclastos em medições no osso alveolar.
- O potencial bioelétrico é criado quando há aplicação de forças descontínuas, o que leva à ideia de experimentar forças cíclicas e vibrações.

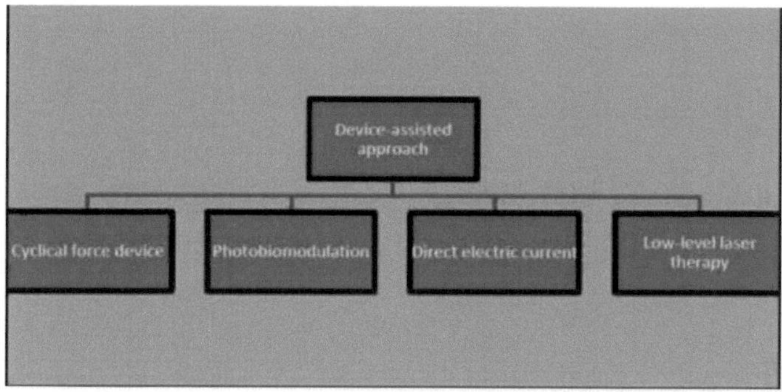

Fig 6: Várias técnicas na abordagem assistida por dispositivos

Tabela 4: Abordagens assistidas por dispositivos para melhorar a movimentação dentária

Authors	Physical Approach Used	Rate	Animal/human	Acceleration
Kau et al.[34]	Resonance Vibration	20 to 30 Hz/20 min/day	Human	Yes
Limpanichkul Et al.[23]	Low-level laser	860-nm Ga-Al-As diode and continuous waves at 100 mW	Human	No
Kau et al.[62]	Low-level laser	850-nm LED and continuous wave 60 mW	Human	Yes
Doshi-Mehta G[63]	Low-level laser	800-nm Ga-Al-As diode laser and continuous wave 0.25 mW	Human	Yes

1. EFEITO DO DISPOSITIVO DE FORÇA CÍCLICA NO MOVIMENTO DENTÁRIO[64]

Num estudo realizado por Kau et al[34] , foi utilizado um dispositivo de força cíclica com pacientes, tendo-se conseguido um movimento dentário de 2 a 3 mm/mês. A taxa de vibração foi de 20 a 30 Hz e foi utilizada durante 20min/dia. Utiliza a tecnologia de pulso suave. O movimento dentário ortodôntico é gerado pelo acoplamento da reabsorção óssea no lado comprimido do ligamento periodontal (PDL) e pela formação óssea no lado esticado do PDL como consequência do stress mecânico terapêutico.

Procedimento: Um dispositivo de sistema imposto por vibrações é constituído por um controlador de vibrações, um amplificador de carga, um sensor de força e um acelerómetro. Os sinais são transferidos para o controlador de vibrações a partir do sensor de força e do acelerómetro e, em seguida, o sinal amplificado é transferido para o vibrador. O controlador de vibração, quando aplicado, o sinal de controlo através do amplificador de potência é controlado pelo sinal de saída do acelerómetro para manter a aceleração a 1,0 metros por segundo quadrado (m/s^2). O adesivo é utilizado para fixar a parte superior do vibrador no dente. Os testes de vibração foram efectuados durante 5 minutos; as curvas de ressonância foram apresentadas no monitor do controlador de vibração como relações frequência-força.

Mecanismo de ação: As vias de sinalização celular no osso são iniciadas por carga mecânica e os osteócitos são considerados células mecano-reactivas desencadeadas por tensão de cisalhamento e flexão óssea durante o estímulo vibracional. Segue-se a diferenciação dos osteoblastos e a estimulação dos genes ósseos. O estimulante vibracional aumenta a secreção de interleucina1β, que induz a expressão do ativador do recetor do fator nuclear kappa-B ligand (RANKL) nos osteoblastos e no ligamento periodontal e promove a diferenciação dos pré-osteoclastos. Além disso, a movimentação dentária ortodôntica é acelerada, pois as vibrações estimulam a formação de osteoclastos e a remodelação do osso alveolar.

Indicações:

- Para reduzir o tempo de tratamento do tratamento ortodôntico fixo.
- Como complemento aos alinhadores transparentes

- Tratamento de casos ligeiros a moderados

Contra-indicações:

- Doentes a tomar medicamentos para a osteoporose
- Caso com má higiene oral
- Presença de doença periodontal

Vantagens:

- Facilidade de utilização
- Realizado facilmente por um leigo
- Não invasivo
- Facilmente aceite pelos pacientes
- Diminui o tempo total de tratamento
- Diminui a dor
- Efeitos secundários mínimos

Desvantagens:

- Os inconvenientes das vibrações são os seguintes
- Necessidade de equipamento especial para utilização
- Requer a adesão do doente
- Utilizado regularmente para obter resultados adequados
- Combinado com terapia ortodôntica, como alinhadores transparentes ou aparelhos ortodônticos

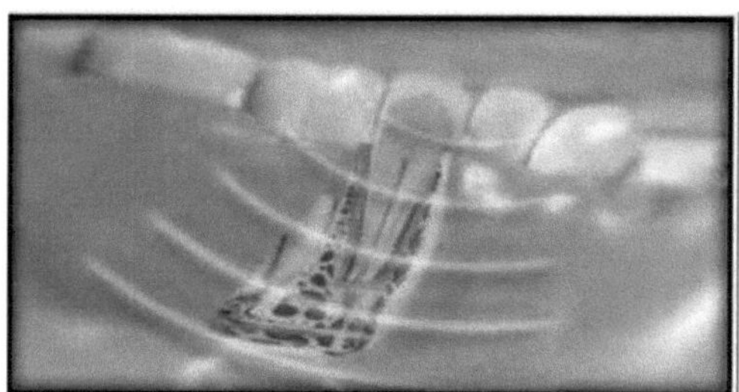

Fig.7: Tecnologia de impulsos suaves

Recentemente, chegou ao mercado um produto com o nome Acceledent, que utiliza esta tecnologia. Este dispositivo é composto por um ativador, que é a parte ativa do aparelho que emite os impulsos de vibração, com uma interface USB através da qual pode ser ligado a um computador para analisar a utilização do aparelho pelo doente, e uma boquilha que entra em contacto com os dentes. É um dispositivo portátil que pode ser carregado como qualquer outro dispositivo eletrónico e tem de ser usado durante 20 minutos por dia. Vários estudos de caso que utilizaram este aparelho demonstraram que os tempos de tratamento podem ser reduzidos até 30-40%.

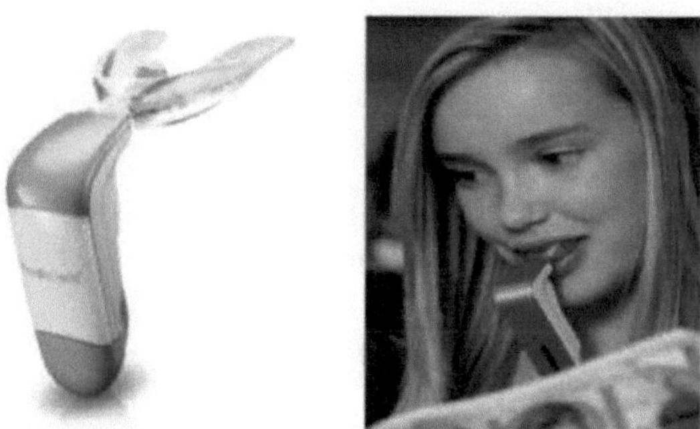

Fig.8: Dispositivo de força cíclica

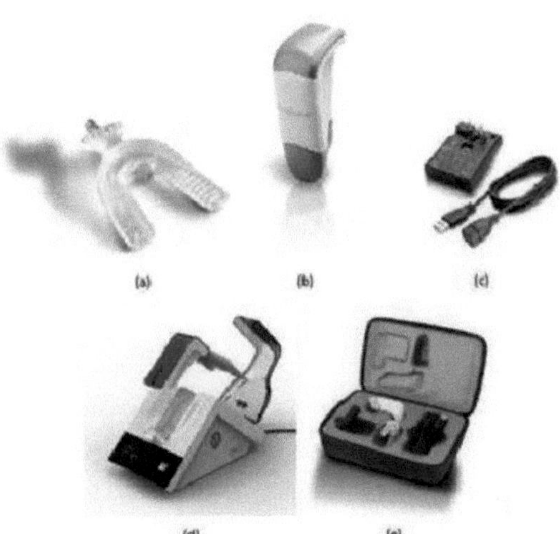

Fig.9: Partes do dispositivo de força cíclica (a) Bocal, (b) Ativador, (c) Adaptador e cabo de alimentação, (d) Ligado a um computador para analisar a utilização do aparelho pelo doente, (e) Mala de viagem portátil.

2. FOTOBIOMODULAÇÃO 5[6]

- A ortodontia acelerada por luz (LAO) é uma técnica no âmbito da fotobiomodulação ou terapia de luz de baixo nível (LLLT). Os termos Fotobiomodulação e LAO podem ser utilizados indistintamente para definir a gama específica de comprimentos de onda, intensidade e penetração da luz e para diferenciar de outros métodos que utilizam a luz para tratamento noutras áreas da medicina dentária.
- A LAO mostra-se promissora na produção de uma estimulação não invasiva do complexo dentoalveolar com um potencial impacto na produção de ATP pelas células mitocondriais. O pressuposto é que um aumento de ATP num local localizado induzirá as células a sofrer um processo de remodelação devido a uma atividade metabólica elevada.
- A citocromo oxidase c é responsável pela produção de ATP. É regulada duas vezes mais pela luz infravermelha. Durante a fase de movimentação dentária, a maior disponibilidade de ATP ajuda as células a "renovarem-se" de forma mais eficiente, levando a um aumento do processo de remodelação e à aceleração da

movimentação dentária.

- A OAE pode também funcionar através de um aumento da atividade vascular, o que contribuiria igualmente para a rápida renovação do osso e é passível de ser iluminado. Várias séries de casos clínicos sugeriram um impacto melhorado pela LAO, um aumento da velocidade do movimento do canino e uma diminuição da dor, bem como uma aceleração significativamente maior da retração dos caninos tratados. No entanto, há também alguns estudos que mostram uma eficácia questionável.

- No entanto, não há estudos humanos em larga escala que correlacionem o uso de um dispositivo LAO, que fornece terapia de luz de baixo nível para o alvéolo, e a taxa de movimentação dentária ortodôntica.

Descrição do dispositivo

Trata-se de um dispositivo extra-oral (Extra-oral Ortho Pulse LED, Biolux Research, Vancouver, Canadá) que produz luz infravermelha próxima com um comprimento de onda contínuo de 850 nm. A superfície da bochecha é irradiada com uma densidade de potência de 60 mW/cm2 durante 20 ou 30 min/dia ou 60 min/semana para atingir densidades de energia totais de 72, 108 ou 216 J/cm2, respetivamente. São utilizados díodos emissores de luz (LED) padrão da indústria para produzir a luz, com matrizes de emissores dispostas numa série de matrizes de tratamento para cobrir a área-alvo do alvéolo tanto da maxila como da mandíbula. Uma apresentação clínica da utilização do dispositivo está representada na **(Fig.10)**.

O dispositivo é constituído por três componentes principais:

1. Um pequeno controlador portátil que contém o microprocessador, o software orientado por menus e o ecrã LCD. O controlador é programável pelo investigador para o número de sessões de tratamento e a duração da sessão. A interface do utilizador indica ao doente o número de sessões concluídas e o tempo restante em cada sessão. O controlador liga-se à rede eléctrica através de

uma fonte de alimentação medicamente aprovada e certificada pela UL.

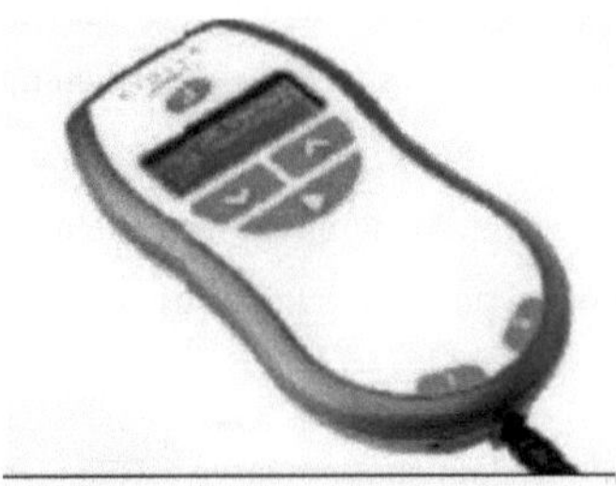

Fig 10: Um controlador portátil

2. Um conjunto de quatro matrizes de tratamento extra-orais, cada uma com uma placa de circuito impresso flexível e um conjunto de LEDs montados num dissipador de calor com contornos e numa lente de plástico transmissível por infravermelhos, com cabos condutores para o controlador [Fig. 11 (A), (B)].

3. Um auricular semelhante a uma estrutura de suporte de óculos para ser usado pelo doente diariamente ou semanalmente, com mecanismos de fixação e ajuste para posicionar as matrizes de tratamento no local adequado para o doente em causa (Fig. 11a (C)).

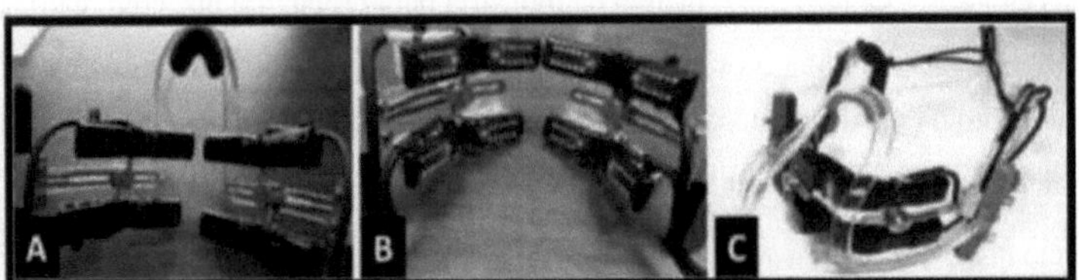

Fig. 11: Conjunto de LEDs com cabos condutores.

Componentes do dispositivo. (A, B) Um conjunto de quatro matrizes de tratamento extra-orais, cada uma com uma placa de circuito impresso flexível. (C) Um auricular semelhante a um suporte de óculos.

Componentes do dispositivo. (A, B) Um conjunto de quatro matrizes de tratamento extra-orais, cada uma com uma placa de circuito impresso flexível e um conjunto de LEDs montados num dissipador de calor com contornos e numa lente de plástico transmissível por infravermelhos, com cabos condutores para o controlador. (C) Um auricular semelhante a uma estrutura de suporte de óculos para ser usado pelo paciente diariamente ou semanalmente, com mecanismos de fixação e ajuste para posicionar as matrizes de tratamento no local adequado para o paciente em causa.**(Fig. 11)**

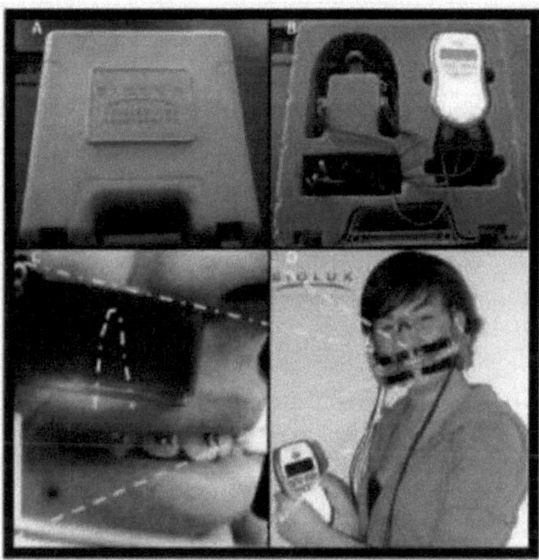

Fig. 12: O dispositivo LED

<u>O dispositivo LED:</u>

- O estojo de plástico rígido com isolamento de esponja no qual o dispositivo LED é fornecido a cada doente para reduzir os danos causados por impactos.
- Cada dispositivo é composto por uma máscara facial com conjuntos de LED, uma fonte de alimentação e uma unidade de controlo portátil.
- Cada unidade de máscara facial é posicionada de forma a garantir uma posição firme e reproduzível no rosto, com os conjuntos de LEDs paralelos ao plano oclusal do paciente. O conjunto de LED é posicionado e programado para visar a raiz do dente a ser retraído, bem como o espaço de extração para o qual o dente está a ser movido, apenas num dos lados do rosto.
- Embora visivelmente percetível em C, a iluminação LED não é visível a olho nu. Todos os tratamentos com luz são fornecidos por via extra-oral com este

dispositivo. Qualquer calor gerado como subproduto da geração de luz é monitorizado e mantido abaixo dos limiares das normas de segurança dos dispositivos electromédicos **(Fig. 12).**

- O dispositivo monitoriza e regista a adesão do doente, operando as matrizes de tratamento apenas quando o dispositivo é usado pelo doente e o médico pode obter dados de adesão em cada consulta do doente. O processador regista o número de minutos em que o dispositivo foi ativado e regista o número de sessões em que o doente utilizou o dispositivo. Forças leves e contínuas aplicadas ao complexo dento-alveolar produzem taxas ideais de alinhamento. A fotobiomodulação acelera a taxa de movimentação dentária em 1,12 mm/semana.

2. EFEITO DA CORRENTE ELÉCTRICA DIRECTA NO MOVIMENTO DOS DENTES[66]

A aplicação de uma corrente eléctrica exógena ao osso alveolar que rodeia um dente em tratamento ortodôntico pode melhorar a movimentação dentária no ser humano. O aparelho é constituído por uma célula-botão e por componentes de arame embebidos em acrílico que é fixado com o suporte. O aparelho elétrico é colocado na maxila para fornecer uma corrente eléctrica direta de 20μA **(Fig.13).** O dente recebe força ortodôntica e corrente eléctrica. A corrente eléctrica deve ser aplicada aos caninos durante 5 horas por dia. A aplicação de uma corrente eléctrica exógena a partir do dispositivo elétrico em miniatura pode acelerar o movimento ortodôntico do dente em um terço e tem o potencial de reduzir a duração do tratamento ortodôntico. Pode acelerar a movimentação dentária ortodôntica em 2,42mm/4 semanas.

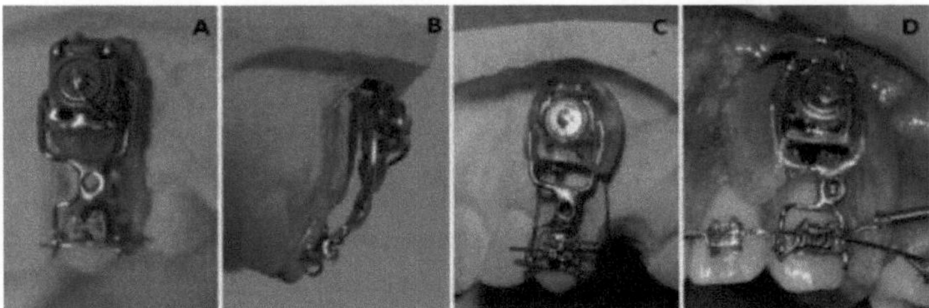

Fig.13: (A, B, C) Conjuntos, suporte personalizado e elementos eléctricos utilizados em aparelhos eléctricos fixos. (D) Aparelho elétrico do tipo fixo montado no canino superior esquerdo.

3. TERAPIA LASER DE BAIXA INTENSIDADE

- A terapia laser de baixa intensidade (LLLT) é uma das abordagens mais promissoras atualmente (Fig.14). O laser tem um efeito bioestimulador na regeneração óssea, que foi demonstrado na sutura palatina média durante a expansão rápida do palato, e também estimula a regeneração óssea após fracturas ósseas e locais de extração.
- Verificou-se que a luz laser estimula a proliferação de osteoclastos, osteoblastos e fibroblastos, afectando assim a remodelação óssea e acelerando o movimento dentário[67] .

- O mecanismo envolvido na aceleração do movimento dentário é a produção de ATP e a ativação do citocromo C, a irradiação laser de baixa energia aumentou a velocidade do movimento dentário através de RANK/RANKL e do fator estimulador de colónias de macrófagos e da expressão do seu recetor.[68]

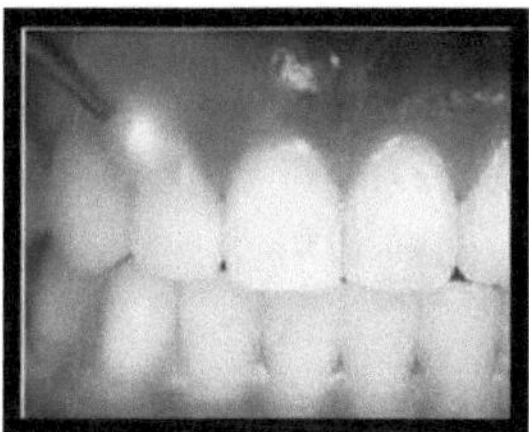

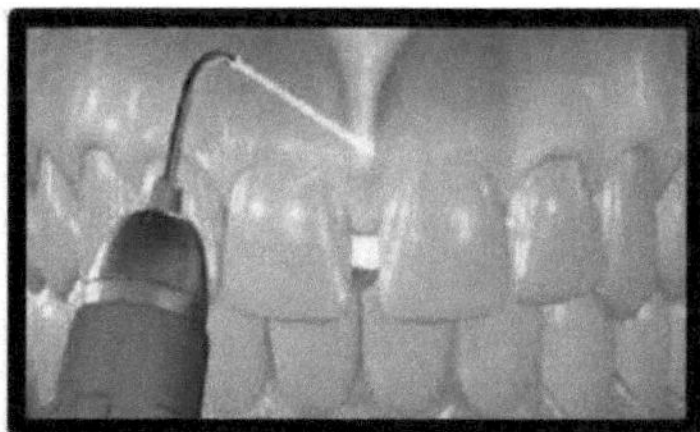

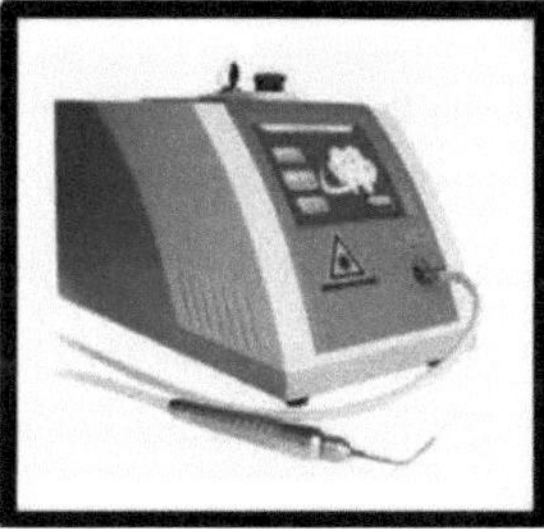

Fig.14: Lasers utilizados em Ortodontia para acelerar o movimento dos dentes

- Experiências em animais demonstraram que o laser de baixa intensidade pode acelerar a movimentação dentária. Além disso, foram efectuadas tentativas de ensaios clínicos em que foram utilizadas diferentes intensidades de laser e foram obtidos resultados diferentes.

- A LLLT pode ser uma técnica muito útil para a aceleração da movimentação dentária, pois aumenta a remodelação óssea sem efeitos colaterais para o periodonto **(Fig. 14)**. O comprimento de onda do laser de 800 nm e a potência de saída de 0,25 mW indicaram uma estimulação significativa do metabolismo ósseo, uma rápida ossificação e também uma aceleração da movimentação dentária de 1,5 vezes em experiências com ratos.[69]
- O comprimento de onda do laser que utilizaram em modo de onda contínua a 800 nm, com uma potência de 0,25 mW, e uma exposição de 10 segundos, acelerou o movimento dentário 1,3 vezes mais do que o controlo.

- Em 2004, Cruz et al[70] . foi o primeiro a realizar um estudo em humanos sobre o efeito da terapia laser de baixa intensidade na movimentação dentária ortodôntica. Eles mostraram que os caninos irradiados foram retraídos a uma taxa 34% maior do que os caninos de controlo durante 60 dias.

- Um laser a 800 nm durante 10 segundos no canino, tanto vestibular como lingualmente, que tinha de ser distalizado após a extração do primeiro pré-molar. Utilizaram uma mola helicoidal fechada de Ni-Ti, que fornecia uma força constante de 150 g a partir do gancho do tubo do primeiro molar para o braço de alimentação do bracket do canino e também fixada com um laço de ligadura ao bracket.
- O tipo de laser utilizado foi um díodo semicondutor (arsenieto de alumínio e gálio) (modelo LA3D0001.1; LAMBDA S.p.A., Vicenza, Itália) que emite radiação infravermelha com um comprimento de onda de 808±10 nm, operado de acordo com as recomendações do fabricante. O objetivo era também estudar as propriedades analgésicas da terapia laser.
- Para fins analgésicos, as definições foram ajustadas para um comprimento de onda de 800 nm, um modo de onda contínua, uma potência de saída de 0,7 m W e um tempo de exposição de 30 segundos. Para a bioestimulação, os parâmetros foram ajustados para um comprimento de onda de 800 nm, um

modo de onda contínua, uma potência de saída de 0,25 mW e um tempo de exposição de 10 segundos. A densidade total de energia (dose) em cada aplicação foi de 8 J (2 × 40 s × 100 mW).

- Após 6 meses, os caninos do lado do laser (experimental) e do lado do controlo foram examinados com radiografias periapicais, que não mostraram alterações indesejáveis nos ligamentos periodontais adjacentes e nos ossos alveolares. Testes de vitalidade dos caninos retraídos
- caninos também foram positivos.
- Foram efectuados três modelos para cada doente. Nos modelos, as pontas das cúspides mesiais do primeiro molar e do canino foram os pontos de referência. A distância entre o primeiro molar e o canino foi medida em todos os 3 modelos para cada doente com um paquímetro digital com uma precisão de 0,02 mm.
- Estas distâncias foram registadas em T0 (após a conclusão do alinhamento e nivelamento: dia 1 da retração do canino), T1 (ao fim de 3 meses de retração do canino) e T2 (ao fim da retração do canino no lado experimental).
- Houve uma diferença positiva altamente significativa nas taxas de movimentação dentária do lado experimental em comparação com o lado de controlo. O aumento médio das taxas de movimentação dentária aos 3 meses foi de 54% na arcada maxilar e 58% na arcada mandibular.
- O aumento médio na taxa de movimentação dentária após a retração dos caninos foi de 29% na arcada maxilar e 31% na arcada mandibular. Houve uma diminuição significativa na

a pontuação da dor registando uma Escala Visual Analógica.

- Neste estudo, utilizaram o semicondutor com um comprimento de onda de 800 nm, um modo de onda contínua, uma potência de saída de 0,25 mW e um tempo de exposição de 10 segundos, o que indicou efeitos bio-estimuladores significativos no metabolismo ósseo em torno desta dosagem, enquanto que dosagens mais elevadas tiveram efeitos bio-inibitórios e dosagens mais baixas mostraram resultados não significativos. Limpanichkul et al[2] 3 em 2006, no entanto, obtiveram como resultado que o laser de baixa intensidade não teve efeito aditivo na movimentação dentária ortodôntica.

- A razão poderá ser a maior densidade de energia de 25 J por centímetro quadrado que utilizaram. Vários estudos sobre a terapia com laser de baixa intensidade mostraram que o movimento dentário ortodôntico aumentou em 30-60%.
- As variações entre os estudos parecem resultar de variações na frequência de aplicação do laser, na intensidade do laser e no método de aplicação de força no dente. Foi utilizado no estudo um laser de díodo Ga-Al-As (Osada Inc., Tóquio, Japão) com um comprimento de onda de 810 nm e ondas contínuas com uma potência de saída de 100 mW.
- O feixe de laser foi emitido por uma fibra ótica de 0,6 mm de diâmetro, e a irradiação foi administrada, sob anestesia, colocando a extremidade da ponta da fibra ótica em contacto com as faces mesial, vestibular e palatina da gengiva, localizada na área do primeiro molar superior direito submetido a movimentação dentária ortodôntica.
- A irradiação foi efectuada durante 3 minutos em cada ponto (um total de 9 minutos) uma vez por dia nos dias 0-7 (um total de oito vezes). A energia total correspondente a um tempo de exposição de 9 minutos foi de 54,0 J.[70]

C. ABORDAGEM CIRÚRGICA

ABORDAGEM CIRÚRGICA

A técnica cirúrgica tem sido clinicamente eficaz em pacientes adultos, onde a duração do tratamento ortodôntico pode ser crítica em grupos selecionados de pacientes. O PDL e a remodelação do osso alveolar são parâmetros importantes na movimentação dentária, e sabe-se que o turnover ósseo aumenta após enxertos ósseos, fracturas e osteotomias. Várias abordagens cirúrgicas que foram tentadas para acelerar a movimentação dentária foram a cirurgia alveolar interseptal, a osteotomia, a corticotomia e a técnica de Piezocision.

VÁRIAS TÉCNICAS CIRÚRGICAS PARA ACELERAR O CRESCIMENTO DOS DENTES

MOVIMENTO

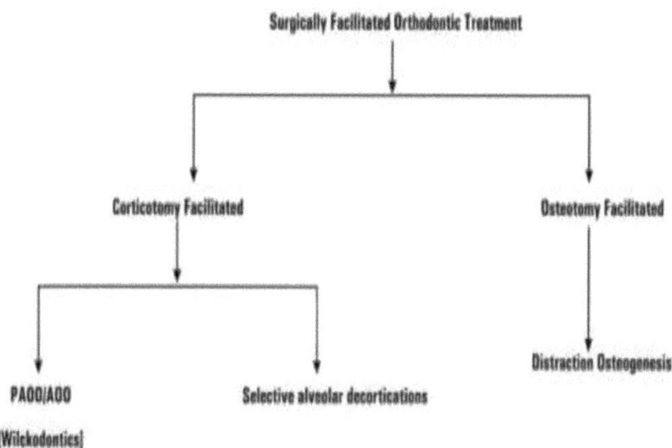

Tabela 5: ABORDAGENS CIRÚRGICAS PARA MELHORAR A MOVIMENTAÇÃO DENTAL.

Authors	**Surgical approach used**	**Animal/ human**	**Acceleration**
Liou et al[71].	Distraction of the PDL aided by alveolar surgery undermining the interseptal bone	Human	Yes
	alveolar Distraction		
Iseri et al[72]	Rapid canine distalization by segmental alveolar Distraction	Human	Yes
Sayin et al[73].	Rapid canine distalization by segmental alveolar Distraction	Human	Yes
Wilcko et al[9]. 2001	Accelerated osteogenic orthodontics	Human	Yes

A intervenção cirúrgica no rebordo alveolar, que pode facilitar o tratamento ortodôntico posterior, será descrita a seguir. Existe todo um grupo de malposições dentárias e alveolares que não podem ser corrigidas apenas por cirurgia, enquanto a correção ortodôntica, por si só, levaria anos. Um tratamento ortodôntico tão prolongado pode implicar em um comprometimento financeiro que o paciente não pode arcar, e os resultados do tratamento são imprevisíveis, pois o comportamento da maleabilidade óssea pode causar insucesso ou apenas um sucesso relativo. Podemos presumir que a causa deste facto se encontra na deficiência da vitalidade reconstrutiva dos tecidos. Pode mesmo ocorrer uma recaída após longos anos de tratamento.

1. OSTEOGÉNESE DE DISTRACÇÃO

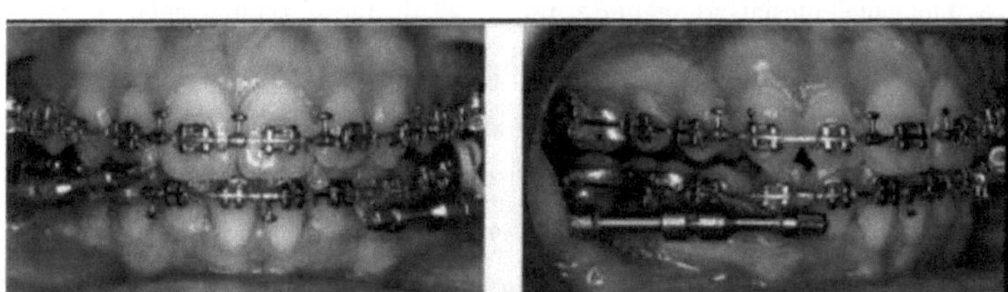

Fig.15: Osteogénese de distração

Nesta técnica, o canino é distalizado como segmento dentoalveolar ou de transporte ósseo em 814 dias. São feitas osteotomias à volta do canino para conseguir um movimento rápido dos caninos no segmento dentoalveolar, de acordo com os princípios da osteogénese de distração. As forças de distração são aplicadas após um período de latência de 3-7 dias. Isto permite a formação de calo, sobre o qual se dá posteriormente a formação de osteoide e a mineralização óssea.[71]

Procedimentos cirúrgicos

É efectuada uma incisão horizontal da mucosa paralela à margem gengival do canino e do pré-molar para além da profundidade do vestíbulo. O retalho é elevado e são efectuados orifícios corticais com uma pequena broca redonda de carboneto à volta da raiz do canino, curvando-se apicalmente para passar a 3-5 mm do ápice. Estes orifícios são depois ligados à volta da raiz do canino utilizando uma broca de fissura fina e reta. O primeiro pré-molar é extraído e é utilizada uma broca redonda para remover o osso presente na parte distal do canino, incluindo a placa cortical vestibular e o osso esponjoso, deixando a placa cortical palatina intacta. A ferida é cuidadosamente irrigada e suturada.[72]

Taxa de movimento dos dentes[73]

O movimento do dente é bastante rápido, mais ainda ao nível da coroa. O tempo médio necessário para distrair os caninos na distração inter-dentária/periodontal é de 7-22 dias. O rápido alongamento do PDL acelera instantaneamente a resposta celular periodontal, em contraste com um atraso inicial observado durante a terapia ortodôntica convencional. O osso interseptal nativo distal ao canino é dobrado e trazido para o alvéolo de extração. Segue de perto a distração do canino e eventualmente entra em contacto com o osso interseptal mesial ao segundo molar. Na distração dentoalveolar, o canino é distalizado em 8-14 dias. Nem o osso vestibular ou apical através do local da extração, nem a placa cortical palatina interferem com o movimento do segmento canino-dentoalveolar durante o procedimento de distração. Além disso, as forças de tração na distração são interrompidas, o que não causa uma diminuição tão grande da atividade celular na zona de compressão. Isto permite que o movimento dentário se inicie, 1-2 semanas mais cedo do que o observado com forças contínuas.

IndicaçõesZSelecção de casos[73]

- Pacientes que necessitam de retração do canino e extração do primeiro pré-molar
- Protrusão dentoalveolar bimaxilar grave
- Má oclusão de classe II divisão I com protrusão dentoalveolar maxilar
- Apinhamento anterior com elevada necessidade de ancoragem
- A distração dentária funciona melhor se os dentes se encontrarem no alvéolo e estiverem na vertical ou inclinados mesioaxialmente
- Encurtamento da raiz e malformações
- Pacientes com problemas periodontais
- Para alinhamento de dentes anquilosados

Contra-indicações[73]

- Pacientes com dentição mutilada.

- Doentes com doenças debilitantes. No entanto, esta não é uma contraindicação absoluta. Os doentes têm de ser avaliados quanto ao tipo e gravidade da doença e ao seu possível impacto durante e após a distração.
- Os doentes que não estão dispostos a cumprir o plano de distração não são candidatos ideais para o procedimento.
- A distração dentária não está indicada para pacientes com problemas comportamentais complexos e perturbações psicológicas conhecidas

Conceção do aparelho de distração dentária[73]

A distração dentária é um distractor intra-oral, feito à medida, suportado pelos dentes e fundido em aço inoxidável de alta qualidade. Está diretamente ligado aos dentes, transmitindo assim forças de distração ao osso através do PDL. O aparelho de distração dentária inclui os seguintes segmentos:

- Segmento anterior: É constituído por um braço de retenção soldado à banda canina
- Segmento posterior: É constituído por um braço de retenção soldado à banda do primeiro molar
- Haste deslizante: liga os segmentos anterior e posterior. O segmento anterior desliza distalmente sobre ela.
- Parafuso de distração: Colocado paralelamente a uma haste deslizante, que pode ser activada utilizando uma chave feita à medida ou uma chave inglesa. A parte superior do parafuso tem uma forma retangular e deve ser colocada o mais anteriormente possível, num ângulo de 45° em relação ao plano oclusal, sem entrar em contacto com a superfície lingual dos dentes anteriores da mandíbula, para facilitar a ativação do parafuso pelo paciente com uma chave. O comprimento do parafuso é ajustado de acordo com a distância entre o ponto distal do canino e o ponto mesial do primeiro molar. De preferência, deve ser utilizado um parafuso de 13 mm, que tem comprimento suficiente para garantir a estabilidade após a abertura da ativação.

Vantagens[73]

A retração rápida do canino através da distração dentária tem as seguintes vantagens em relação ao método convencional de retração do canino

- Rápida retração do canino, o que permite reduzir o tempo de tratamento.
- Perda mínima de ancoragem nas direcções sagital e vertical
- Rápida retração dos anteriores, uma vez que o osso é fibroso distalmente aos incisivos laterais, o que leva a uma maior diminuição do tempo de tratamento.
- Eliminação da necessidade de suporte de ancoragem adicional.

Desvantagens[73]

As desvantagens da distração dentária em relação à técnica convencional podem ser

- Procedimento invasivo
- Desconforto do doente associado ao volume do distractor
- Dificuldade em manter a higiene oral
- Acompanhamento constante do doente durante o período de distração, exigindo a excelente adesão do doente
- Reativação do dispositivo de distração
- Técnica sensível e necessidade de especialização.

Complicações[73]

Embora a distração dentária seja uma técnica promissora e tenha um grande potencial, pode ter as seguintes complicações

- Excesso de inclinação distal da coroa em comparação com a técnica convencional.
- O facto de o doente não cumprir o tratamento pode resultar no fracasso do mesmo

- Descoloração dos dentes/sintomas de irritação pulpar
- Perda de vitalidade dentária
- Reabsorção radicular
- Anquilose
- A infeção pode dificultar a osteogénese

A distração rápida do canino do osso dentoalveolar é feita segundo o mesmo princípio da distração da PDL, com a adição de mais dissecção e osteotomias realizadas no vestíbulo **(Fig. 15).**

2. CORTICOTOMIA

- A Corticotomia é um procedimento cirúrgico em que apenas o osso cortical é cortado, perfurado ou alterado mecanicamente, sem qualquer alteração do osso medular, sendo realizada sem envolvimento do osso medular, ao contrário das osteotomias que envolvem a espessura do osso.
- A lesão cirúrgica causa osteopenia transitória no osso alveolar (ou seja, uma diminuição temporal e reversível da densidade mineral óssea). Isto reduz a resistência biomecânica e permite um movimento rápido do dente através do osso trabecular.[74]
- A osteopenia transitória pode ser prolongada com a aplicação de carga ortodôntica, tendo em conta que temos uma janela espácio-temporal limitada que limita a RAP aos dentes circundados pela corticotomia durante um intervalo de tempo (estimado em 3-4 meses). É por isso que é imperativo ajustar o aparelho ortodôntico de 2 em 2 semanas.
- Existe um aumento da mobilidade dentária durante o tratamento CAO devido à osteopenia transitória sem alteração do volume da matriz óssea. É geralmente aceite que devem ser aplicadas forças mais pesadas nos casos de movimento do "bloco ósseo" após a corticotomia para mover o bloco dente-osso.[74]
- No entanto, tem sido relatado que as forças ortodônticas convencionais são suficientes na OAC, pois as forças não se concentram no complexo dente-periodontal circundado por uma estrutura óssea rígida ou no bloco osso-dente

delimitado pela corticotomia, mas são distribuídas no osso dente-periodontal-trabecular (osso trabecular transitório de baixa densidade). Esta carga mecânica melhor distribuída pode ser a razão pela qual a movimentação dentária assistida por corticotomia está associada a um período reduzido de hialinização do PDL no lado da compressão, em comparação com a movimentação convencional (1 semana em vez de 4 semanas na mandíbula do cão beagle). Esse período prolongado de hialinização pode explicar algum grau de reabsorção radicular na movimentação convencional, o que não é observado na CAO.[75]

- A hialinização é causada pela compressão excessiva da PDL, em decorrência da pressão excessiva, que suprime o suprimento sanguíneo, embora possa aparecer mesmo com força leve. Esse tecido hialinizado atrai granulócitos neutrófilos e macrófagos por quimiotaxia e deve ser removido e remodelado antes de iniciar a reabsorção óssea pelos osteoclastos e o consequente deslocamento ortodôntico do dente. O acesso vascular dos osteoclastos à interface PDL-lâmina-dura é limitado quando a PDL é comprimida. Dessa forma, a hialinização extensa e prolongada da PDL resulta em uma movimentação dentária mais lenta.

- Elevação de toda a espessura do retalho mucoperiósteo bucal e lingual, posicionando os cortes de corticotomia com recurso a armamento cirúrgico ou micro motor sob irrigação. Segue-se a colocação de material de enxerto nos locais necessários para aumentar a espessura do osso.[75]

Vantagens[76]

1. Foi provado com sucesso por muitos autores que acelera a movimentação dentária.
2. O osso pode ser aumentado, prevenindo assim os defeitos periodontais que podem surgir, como resultado de um osso alveolar fino.

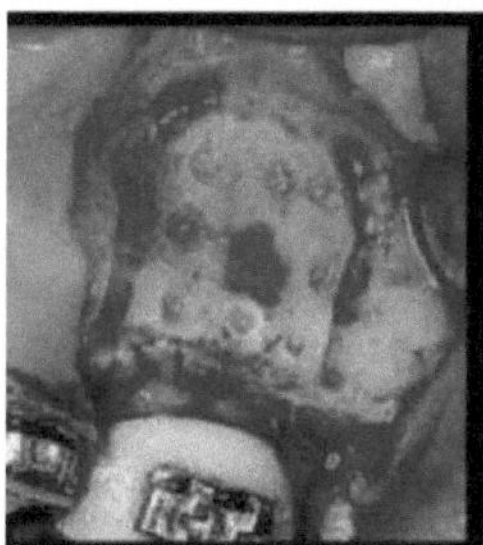 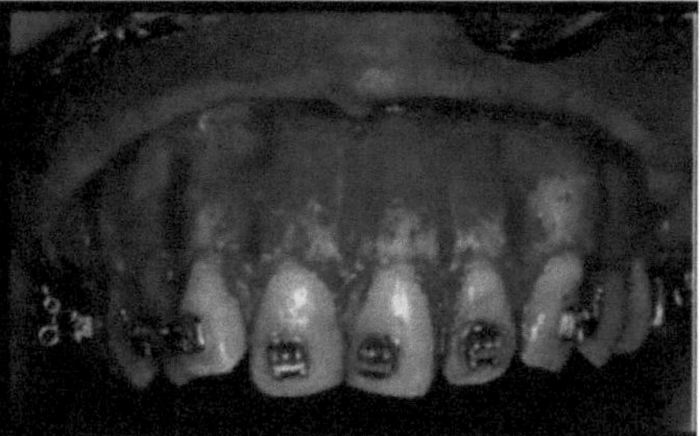

Fig.16: Corticotomia

As vantagens da corticotomia são muitas. A osteotomia apenas da camada cortical, deixando a esponjosa intacta, evita a lesão do periodonto e a formação de bolsas. Também evita a desvitalização de um único dente ou de um grupo de dentes. A função nutritiva do osso a ser deslocado é mantida através da esponjosa, embora o osso tenha sido exposto. A osteotomia da camada cortical e a cicatrização subsequente devem evitar uma recidiva. Não menos importante é o facto de o tratamento ortodôntico ativo ser limitado a um período de seis a doze semanas.

Desvantagens[76]

1. Elevada morbilidade associada ao procedimento.
2. Procedimento invasivo.
3. Possibilidade de danos nas estruturas vitais adjacentes.
4. Dor pós-operatória, inchaço, possibilidade de infeção, necrose avascular.
5. Baixa aceitação por parte do doente.

A técnica de corticisão, é uma alternativa minimamente invasiva para lesionar cirurgicamente o osso sem elevação do retalho. Utilizaram um bisturi reforçado e um martelo para atravessar a gengiva e o osso cortical. Esta técnica induziu o efeito RAP, mas teve desvantagens como: incapacidade de colocar enxertos e o procedimento de malho demonstrou causar tonturas após a cirurgia.

Esta técnica é relatada como tendo estabilidade pós-operatória e melhor retenção, como demonstrado em, mas ainda são necessários mais estudos. O aspeto negativo destas técnicas cirúrgicas é a sua invasividade e a aceleração foi apenas nos primeiros 3 a 4 meses e diminui com o tempo para o mesmo nível dos controlos, como demonstrado por outros.

3. OSTEOTOMIA

Em 1931, Bichlmayr[16] introduziu uma técnica cirúrgica para a correção rápida da protrusão maxilar severa com aparelhos ortodônticos. Primeiramente, foram removidas cunhas ósseas para reduzir o volume de osso através do qual as raízes dos dentes anteriores superiores precisariam ser retraídas. Em 1959, Kole[7] expandiu essa filosofia, abordando movimentos adicionais, incluindo o fechamento de espaços e a correção da mordida cruzada. Eles sugeriram que blocos ósseos (unidade osso-dente) foram criados como resultado da corticotomia, causando assim um movimento dentário mais rápido. Esse conceito prevaleceu até 2001, quando Wilcko et al.[9] mostraram um processo transitório de desmineralização-remineralização ocorrendo após a corticotomia. Este processo foi designado por PAOO (Periodontally Accelerated Osteogenic Orthodontics). Este conceito foi descrito anteriormente por Frost[5] em 1983 e foi designado por RAP (Regional Acceleratory Phenomenon).

Dorfman H.S et al[7] 7 realizado para avaliar as alterações da crista óssea após osteotomias segmentares maxilares e mandibulares. Dez pacientes com 22 locais de osteotomia foram avaliados antes da cirurgia e 6 meses após a cirurgia. Foram utilizadas como parâmetros as medidas de sondagem periodontal e os índices de placa e gengival. Com exceção de dois pacientes cujas osteotomias foram realizadas entre dentes muito próximos, nenhum paciente sofreu alterações significativas do nível da crista óssea durante o período de investigação. Isso leva os autores a acreditar que as osteotomias segmentares podem ser realizadas sem modificar significativamente a altura do osso interproximal.

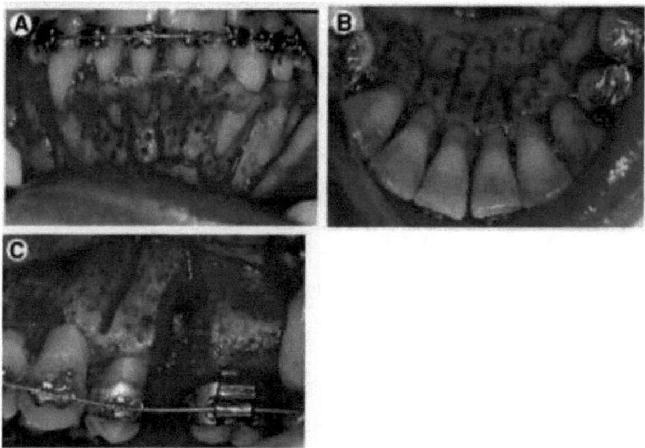

Fig:17. Osteotomia. Ativação óssea do canino inferior direito para o canino inferior esquerdo utilizando cortes de corticotomia circunscritos e penetrações intramarrow. A, Vista facial anterior inferior. B, Vista lingual anterior inferior. C, Ostectomia no local do segundo canino superior esquerdo, vista lateral superior esquerda.

Na movimentação dentária rápida facilitada por osteotomia, forma-se um calo reparador entre os bordos de dois ossos que são divididos por uma osteotomia. A formação inicial do calo é seguida pela aplicação de uma força de distração que afasta gradualmente o segmento ósseo. Isto coloca o calo sob tensão, alinhando o tecido da lacuna inter-segmentar paralelamente à direção da distração. O stress de tensão gerado nos tecidos gradualmente esticados produz alterações a nível celular e subcelular que, por sua vez, estimulam a diferenciação de células mesenquimatosas em osteoblastos. A tensão também aumenta a formação de capilares e, por conseguinte, melhora a formação óssea.[78]

4. RAP ou PAOO (FENÓMENO ACELERATÓRIO REGIONAL)

O fenómeno de aceleração regional (PAR) é uma resposta local a um estímulo nocivo, que descreve um processo pelo qual o tecido se forma mais rapidamente do que o processo normal de regeneração regional. Ao reforçar as várias fases de cicatrização, este fenómeno faz com que a cicatrização ocorra 2 a 10 vezes mais rapidamente do que a cicatrização fisiológica normal (Frost[8] , 1983). Muitos estudos têm relatado um aumento na atividade de marcadores inflamatórios, tais como quimiocinas e citocinas, em resposta às forças ortodônticas. As quimiocinas desempenham um papel importante no recrutamento de células precursoras de osteoclastos, e as citocinas, direta ou indiretamente, através da via da prostaglandina E2 e da via RANK/RANKL, levam à diferenciação dos osteoclastos de suas células precursoras em osteoclastos maduros. Por conseguinte, é lógico assumir que o aumento da expressão destes factores, através da irritação cirúrgica do osso, deveria acelerar a movimentação dentária. Um estudo histológico demonstrou que a decorticação alveolar selectiva induziu um aumento do turnover da esponjosa alveolar. A cirurgia resulta num aumento substancial da desmineralização alveolar, uma condição transitória e reversível. Isto resultará em osteopénia (diminuição temporária da densidade mineral óssea). A osteopenia permite a rápida movimentação dentária, uma vez que os dentes são suportados e movidos através do osso trabecular. Enquanto o movimento dentário continua, há um prolongamento da RAP. Quando a RAP se dissipa, a osteopenia desaparece e a imagem radiográfica da esponjosa normal reaparece. Depois, quando o movimento dentário ortodôntico termina, é criado um ambiente que favorece a remineralização alveolar. Em termos simples, quando o osso é irritado cirurgicamente, cria-se uma ferida. Esta ferida dá início a uma resposta inflamatória localizada. Devido à presença de marcadores inflamatórios, os osteoclastos migram para a zona e provocam a reabsorção óssea. Este efeito, no entanto, é temporário e dura cerca de 4 meses, sendo necessário repetir o procedimento, caso ainda seja necessário um movimento dentário mais rápido.[79]

O PAOO pode ser utilizado na maioria dos casos em que é utilizada a terapia ortodôntica fixa tradicional. A PAOO tem demonstrado ser eficaz no tratamento de más oclusões de Classe I com apinhamento moderado a severo, más oclusões de Classe II que requerem expansão ou extracções, e más oclusões de Classe III ligeiras. O terapeuta ortodôntico determina o plano de movimentação, identificando os dentes que servirão de ancoragem e as porções da arcada que serão expandidas ou contraídas. A partir deste plano, é elaborada uma prescrição para as áreas que necessitam de corticotomias. É necessária uma coordenação cuidadosa entre o cirurgião e o ortodontista para que os resultados sejam bem-sucedidos. Sugere-se que tanto o cirurgião quanto o ortodontista sejam treinados juntos no uso dessa técnica para garantir uma base comum de conhecimento. O especialista em cirurgia também deve avaliar as necessidades estéticas do paciente e incorporar esses requisitos no plano de tratamento cirúrgico. Por exemplo, se um paciente apresenta recessão gengival numa área que requer corticotomia, um enxerto de tecido conjuntivo subepitelial pode ser colocado em conjunto com a cirurgia PAOO. Nalguns casos, a ancoragem tem de ser estabelecida antes de se iniciar o procedimento PAOO. Isto é mais comum em más oclusões de Classe II que requerem retração. Ambas as arcadas dentárias podem apresentar diferentes graus de movimento desejado. Por exemplo, pode haver um ligeiro apinhamento anterior na região anterior da mandíbula, mas é necessária uma expansão significativa na arcada maxilar. Nesse cenário, a PAOO pode ser realizada na arcada maxilar enquanto a terapia ortodôntica tradicional é usada para tratar a arcada mandibular. O ideal é que ambas as arcadas sejam corrigidas num período de tempo semelhante. A colocação de brackets ortodônticos e a ativação dos fios da arcada são normalmente efectuadas na semana anterior à realização do aspeto cirúrgico da PAOO. No entanto, a colocação de brackets pode ocorrer até 1 a 2 semanas após a cirurgia. Se procedimentos mucogengivais complexos forem combinados com a cirurgia PAOO, a ausência de aparelhos ortodônticos fixos pode facilitar a manipulação e a sutura do retalho. Em todos os casos, o início da força ortodôntica não deve ser adiado por mais de 2 semanas após a cirurgia. Um atraso maior não permitirá tirar o máximo proveito do período de tempo limitado em que a RAP está a ocorrer.[80]

O ortodontista dispõe de um período de tempo limitado para efetuar o movimento dentário acelerado. Esse período é geralmente de 4 a 6 meses, após o qual os movimentos de finalização ocorrem com uma velocidade normal. Devido a essa "janela" limitada de movimentação rápida, o ortodontista precisará avançar rapidamente no tamanho dos arcos, inicialmente utilizando o maior arco possível[81] .

A. CONCEPÇÃO DO RETALHO[79]

Os objectivos da conceção do retalho são os seguintes

1) permitir o acesso ao osso alveolar onde as corticotomias devem ser efectuadas,

2) assegurar a cobertura do enxerto de partículas,

3) manter a altura e o volume dos tecidos interdentários,

4) melhorar o aspeto estético da forma gengival, sempre que necessário.

O desenho básico do retalho é uma combinação de um retalho de espessura total no aspeto mais coronal do retalho com uma dissecção de espessura dividida efectuada nas porções apicais. O objetivo da dissecção de espessura dividida é proporcionar mobilidade ao retalho para que possa ser suturado com tensão mínima **(Fig. 18).** Após a realização da dissecção da espessura dividida, a camada periosteal é cuidadosamente elevada do osso alveolar, permitindo o acesso à superfície do osso alveolar e facilitando a identificação de estruturas neurovasculares críticas. A extensão mesial e distal do retalho para além das áreas de corticotomia é sugerida para reduzir a necessidade de incisões de libertação verticais. A incisão inicial é efectuada em ambas as superfícies do alvéolo. A preservação dos tecidos gengivais interdentários é fundamental para um resultado estético bem-sucedido. São frequentemente utilizadas várias técnicas diferentes de preservação das papilas. Se possível, as papilas entre os incisivos centrais superiores não devem ser elevadas. O acesso ao osso alveolar vestibular nesta área é conseguido através de um "túnel" a partir do aspeto distal.

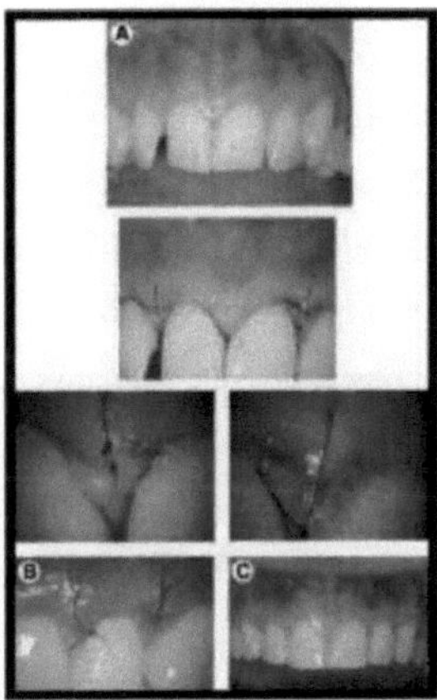

Fig. 18: Desenho do retalho

Em zonas esteticamente sensíveis, como as papilas entre os incisivos centrais, a incisão inicial não é efectuada através das papilas. O acesso ao osso interproximal é conseguido através de um túnel sob o retalho. (B) Cicatrização aos 7 dias após a utilização de técnicas de fechamento microcirúrgico. (C) Movimento dentário completo aos 6 meses. Em quase todos os casos, a papila não é reflectida a partir da face palatina entre os incisivos centrais. A retenção de um colar gengival palatino ou lingual de tecido, não refletido a partir do osso alveolar subjacente, é frequentemente utilizada para fornecer um fornecimento de sangue colateral ao tecido papilar.

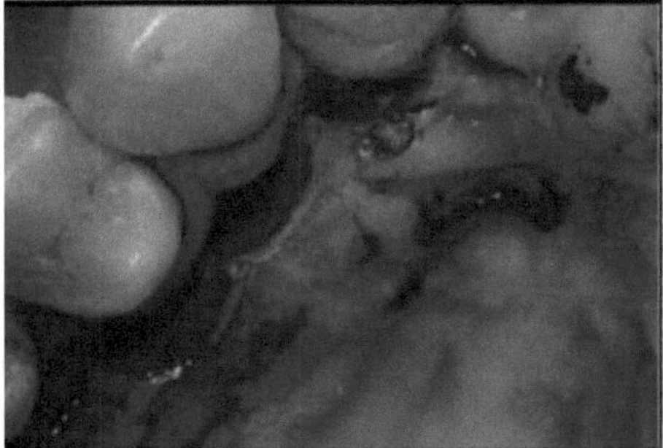

Fig. 19: Incisão palatina

Incisão palatina típica deixando um colar de tecido gengival, diminuindo a probabilidade de descamação do tecido interproximal. **(Fig. 19)**

b.DECORTICAÇÃO[79,80]

O objetivo da decorticação é iniciar a resposta RAP e não criar segmentos ósseos móveis. Através da utilização de uma broca redonda n.º 1 ou n.º 2 numa peça de mão de alta velocidade ou numa broca para implantes dentários, são efectuadas decorticações no osso alveolar. As corticotomias também podem ser realizadas com uma faca piezoeléctrica. Atualmente, não existem dados objectivos que sugiram que um padrão, profundidade e extensão específicos da corticotomia sejam superiores. As corticotomias são colocadas tanto na face vestibular como na face lingual (palatina) do osso alveolar. Normalmente, é colocado um sulco vertical no espaço interarticular, a meio caminho entre as proeminências radiculares no osso alveolar. Este sulco estende-se de um ponto 2 a 3 mm abaixo da crista do osso até um ponto 2 mm para além dos ápices das raízes. Estas corticotomias verticais são depois ligadas a uma corticotomia de forma circular. Tem-se o cuidado de não estender os cortes perto de quaisquer estruturas neurovasculares. Se o osso alveolar tiver espessura suficiente, podem ser efectuadas perfurações solitárias no osso alveolar sobre a superfície radicular. No entanto, se se estimar que a espessura do osso é inferior a 1 a 2 mm, estas perfurações são omitidas para garantir que a superfície radicular não é danificada (Fig. 20).

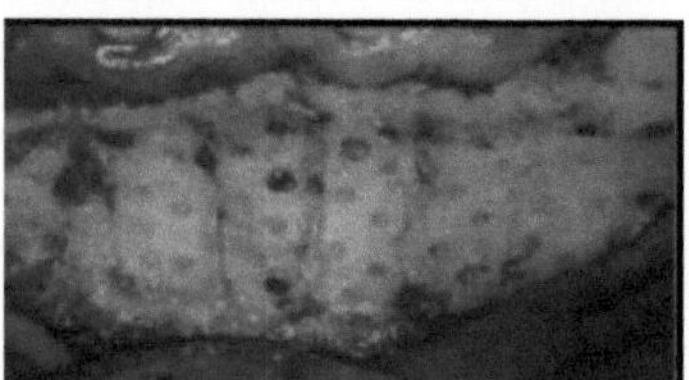

Fig.20: decorticação

c. Enxerto de partículas[79]

O enxerto é efectuado na maioria das áreas que foram submetidas a corticotomia. O volume do material de enxerto utilizado é ditado pela direção e quantidade de movimento dentário previsto, pela espessura do osso alveolar antes do tratamento e pela necessidade de suporte labial pelo osso alveolar. Não existem dados objectivos que comparem um material de enxerto com outro em termos de superioridade. Os materiais mais utilizados são o osso bovino desproteinizado, o osso autógeno, o aloenxerto ósseo liofilizado descalcificado ou uma combinação destes. Não se sugere a utilização de uma membrana de barreira.

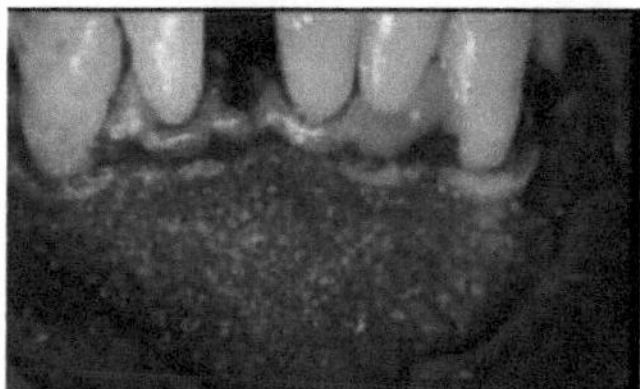

Fig.21: Enxerto ósseo particulado sobre osso alveolar descascado.

O aloenxerto ósseo desmineralizado e liofilizado foi ligado a plasma rico em plaquetas ativado, resultando numa consistência gelatinosa. Esta combinação facilita o manuseamento do enxerto e a estabilidade física.

O material de enxerto é colocado com o objetivo de não colocar uma quantidade excessiva. Um volume típico utilizado é de 0,25 a 0,5 ml de material de enxerto por dente. O osso decorticado actua para reter o material de enxerto. No entanto, pode ocorrer o deslizamento do enxerto. O uso de plasma rico em plaquetas ou sulfato de cálcio tem sido relatado para aumentar a estabilidade do material de enxerto **(Fig. 21).**

d. Técnicas de fecho[79]

O fecho primário dos retalhos gengivais sem tensão excessiva e a contenção do enxerto são os objectivos terapêuticos da sutura. Estes são normalmente alcançados com suturas interrompidas não reabsorvíveis. A sutura específica utilizada é determinada pela espessura do tecido. As suturas que aproximam os tecidos na linha média são colocadas primeiro para assegurar o alinhamento correto das papilas. As restantes suturas interproximais são colocadas de seguida, seguindo-se o encerramento de quaisquer incisões verticais. Não é necessário tamponamento. As suturas são normalmente deixadas no local durante 1 a 2 semanas.

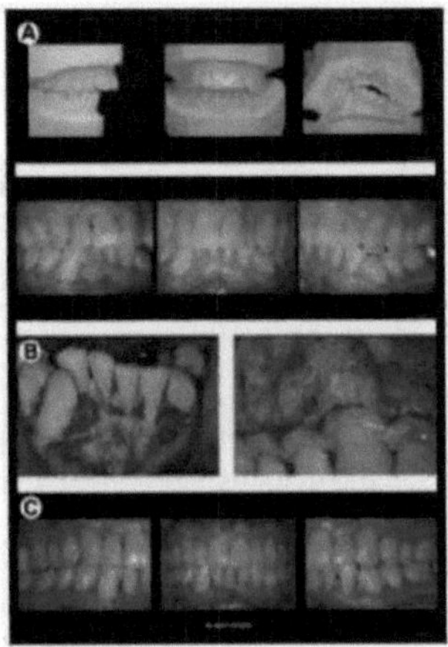

Fig.22: (A) Pré-tratamento de paciente com má oclusão severa de Classe II. (B) Corticotomias PAOO efectuadas. (C) Retenção de quatro anos.

e. Gestão de doentes[79]

O procedimento cirúrgico PAOO pode demorar várias horas a concluir quando se trata de ambas as arcadas dentárias. Devido à duração deste procedimento, sugere-se a sedação do paciente. A utilização de esteróides a curto prazo, administrados por via intravenosa ou oral, também aumenta o conforto do doente e a cicatrização clínica. Os antibióticos e os medicamentos para a dor são administrados de acordo com a preferência do médico. No entanto, o pós-operatório a longo prazo

A administração de agentes anti-inflamatórios não esteróides é desaconselhada, uma vez que podem, teoricamente, interferir com o processo aceleratório regional. Sugere-se também a aplicação de sacos de gelo nas áreas afectadas para diminuir a gravidade de qualquer possível inchaço ou edema pós-operatório. As complicações pós-cirúrgicas mais frequentemente registadas são o edema e a equimose, ambos auto-limitados. O doente regressa para uma avaliação pós-cirúrgica e uma profilaxia suave todas as semanas durante o primeiro mês e depois mensalmente.

MODIFICAÇÕES TÉCNICAS

1. MODIFICAÇÕES TÉCNICAS DE PAOO[9]

A PAOO pode ser combinada com sucesso com procedimentos de aumento gengival. Isto é particularmente importante para o paciente adulto que apresenta uma recessão gengival significativa. Nestas situações, é colocado um enxerto de tecido conjuntivo subepitelial sobre a superfície radicular desnudada, para além da colocação do enxerto particulado. O enxerto é colhido através da remoção de uma espessura de 1 a 2 mm de tecido conjuntivo gengival do retalho palatino elevado **(Fig. 23).**

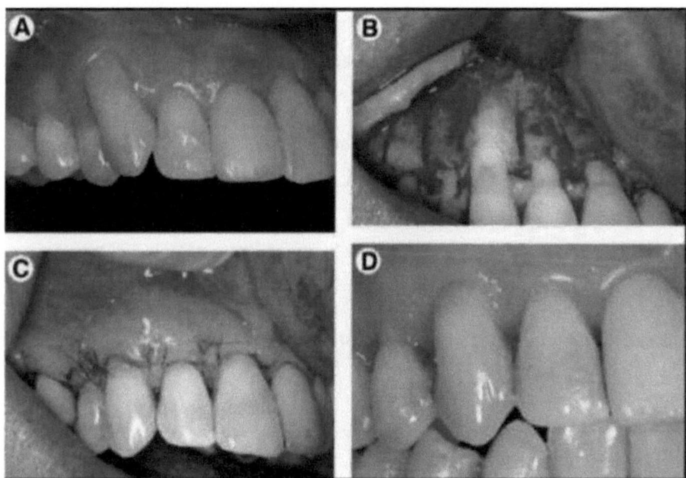

Fig.23: (A) Vista pré-tratamento do paciente submetido ao procedimento PAOO apresentando recessão gengival severa no dente 6. (B) Restauração de compósito removida e corticotomias realizadas. (C) Enxerto de tecido conjuntivo subepitelial colocado sob retalho avançado coronalmente. (D) Resultado pós-cirúrgico de dois anos.

2. MICRO-OSTEOPERFURAÇÕES

Para reduzir ainda mais a natureza invasiva da irritação cirúrgica do osso, um dispositivo chamado Propel foi introduzido pela Propel Orthodontics em 2013 (Fig. 24). Chamaram a este processo Alveocentese, que se traduz literalmente por puncionar o osso.

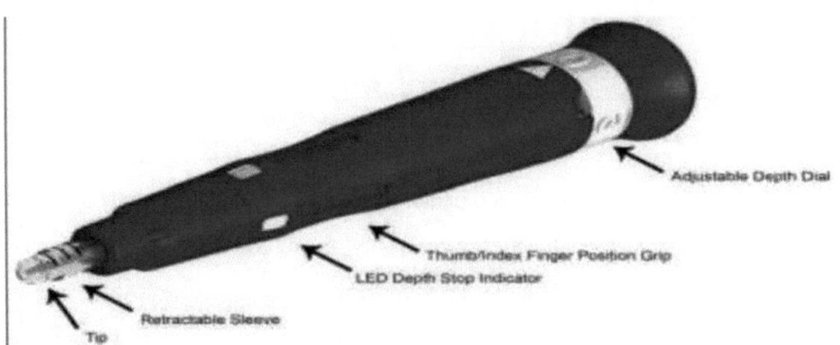

Fig. 24: O aparelho Propel

Este dispositivo é fornecido como dispositivo estéril descartável pronto a utilizar. O dispositivo tem um seletor de profundidade ajustável e uma seta indicadora no corpo do condutor. O seletor de profundidade ajustável pode ser posicionado para 0 mm, 3 mm, 5 mm e 7 mm de profundidade da ponta, dependendo da área de operação. A zona anterior é geralmente de 3 mm ou menos e a zona posterior é geralmente de 5 mm ou 7 mm **(Fig. 25)**. Estudos anteriores em animais mostraram que a realização de microosteoperfurações (MOPs) no osso alveolar, durante a movimentação ortodôntica dos dentes, pode estimular a expressão de marcadores inflamatórios, levando ao aumento da atividade dos osteoclastos e da velocidade de movimentação dentária.[82]

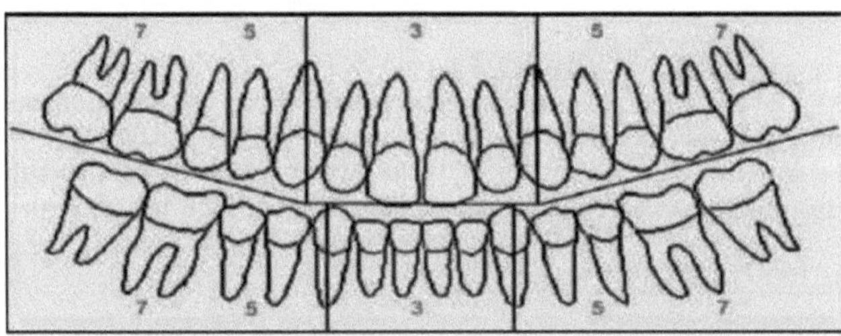

Fig.25: Profundidade de perfuração recomendada

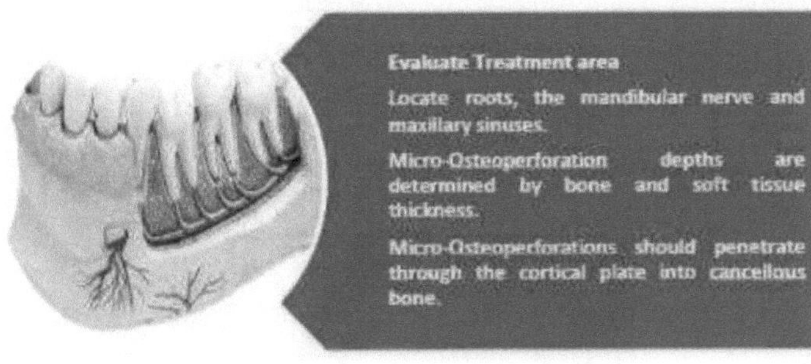

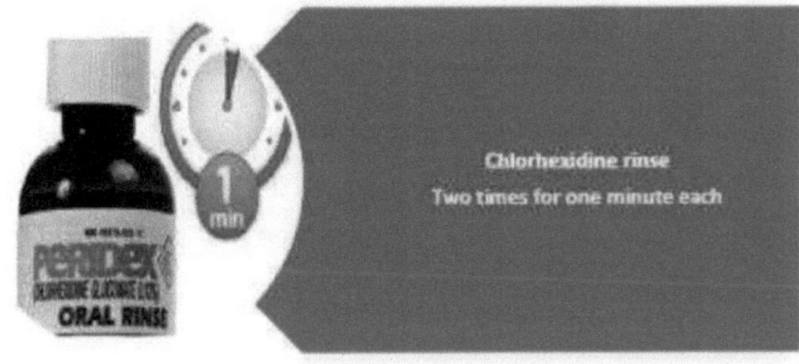

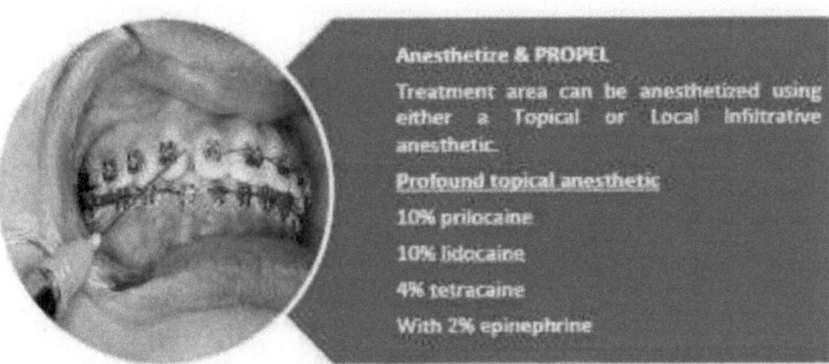

Fig. 26 : Passos para as micro-osteoperações Passos para a utilização de PROPEL

1. Retirar da embalagem esterilizada e rodar o Indicador de Profundidade Ajustável para a definição preferida de 3 mm, 5 mm ou 7 mm, segurando no corpo do condutor e rodando o indicador no sentido dos ponteiros do relógio.

2. Segurar o dispositivo Propel contra a gengiva, mantendo o tecido esticado **(Fig. 27).**

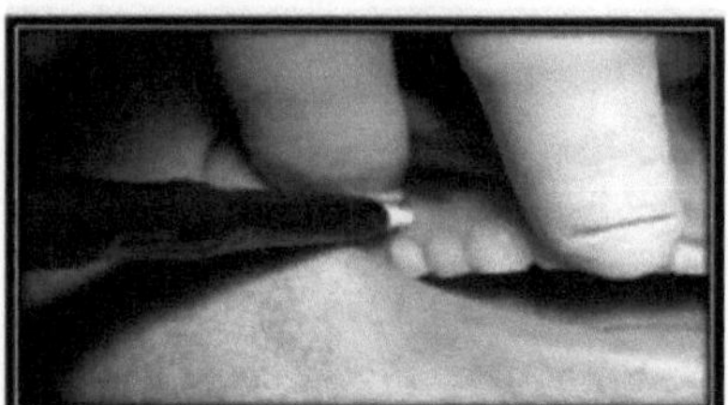

Fig.27: Segurar o dispositivo Propel

Aplique uma ligeira pressão para engatar o bordo de ataque enquanto roda o manípulo do dispositivo no sentido dos ponteiros do relógio. Verificar o engate libertando a pressão.

3. Continuar a rodar até atingir a profundidade desejada para a penetração da placa cortical no osso esponjoso.

4. O indicador LED de paragem de profundidade acende-se quando a profundidade pretendida é atingida **(Fig. 28).**

5. Rodar o dispositivo no sentido contrário ao dos ponteiros do relógio para o retirar.

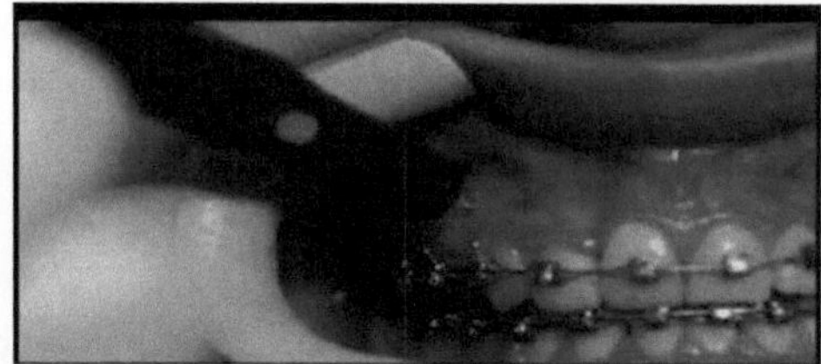

Fig.28: Indicador LED de paragem de profundidade

Devem ser efectuadas 1-3 micro-osteoperações, dependendo da proximidade das estruturas anatómicas. As perfurações podem ser efectuadas por vestibular ou lingual em padrões lineares ou triangulares **(Fig. 29).**

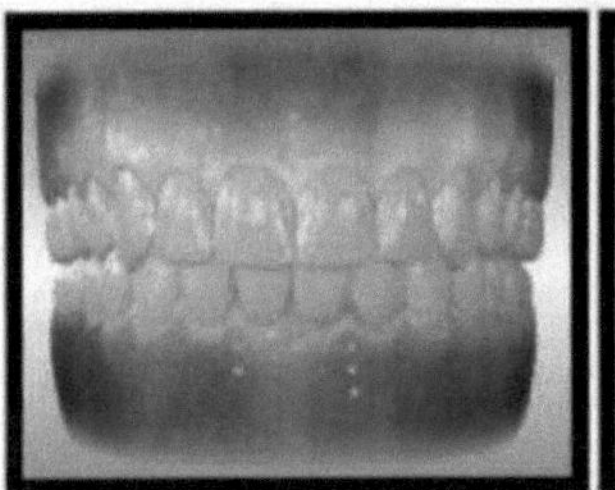 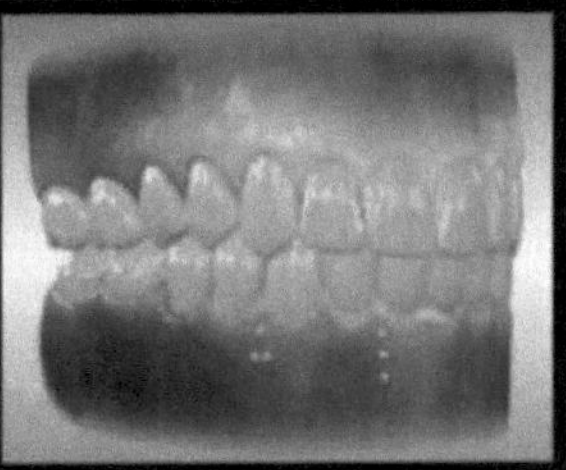

Fig.29: Micro-Osteoperações

Um estudo cego, num único centro, para investigar este procedimento em humanos. Utilizaram uma mola helicoidal fechada de Ni-Ti, fornecendo uma força constante de 100 g para distalizar o canino maxilar após a extração do primeiro pré-molar. A mola foi ancorada a um TAD distal ao segundo pré-molar e fixada ao canino usando um braço de força através da ranhura vertical do suporte do canino. Foram recolhidas amostras de fluido crevicular gengival (GCF) de cada indivíduo para avaliar o nível de resposta inflamatória. O FGC foi recolhido antes do tratamento ortodôntico, imediatamente antes do início da retração do canino, e em cada visita subsequente, entre as 10 e as 12 horas. Essas amostras foram retiradas das fendas disto-bucais do canino superior. As amostras de GCF foram recolhidas com tiras de papel de filtro (Oraflow, Smithtown, NY) inseridas 1 mm abaixo da margem gengival nas fendas disto-vestibulares do canino durante 10 segundos. Os níveis de citocinas foram medidos utilizando uma matriz de proteínas personalizada para as seguintes citocinas: CCL-2 (MCP1), CCL-3, CCL-5 (RANTES), IL-8 (CXCL8), IL-1a, IL-1b, IL-6 e TNF-a, de acordo com as instruções do fabricante. Foram tiradas impressões em alginato no início do estudo, imediatamente antes da retração do canino e 28 dias após o início da retração do canino para monitorizar a taxa de movimento dentário. As impressões foram imediatamente preenchidas com gesso. Foram traçadas linhas verticais no molde sobre a superfície palatina do canino e do incisivo lateral, desde o meio da borda incisal até o meio da linha cervical. A distância entre o canino e o incisivo lateral foi avaliada antes e depois da retração do canino em 3 pontos: terços incisal, médio e cervical das coroas. Todas as medições do molde foram efectuadas com um paquímetro digital elétrico com uma precisão de 0,01 mm. Concluíram o estudo afirmando que:

1. Os MOPs aumentaram significativamente a expressão de citocinas e quimiocinas conhecidas

para recrutar precursores de osteoclastos e estimular a diferenciação de osteoclastos.

2. Os MOPs aumentaram a taxa de retração do canino 2,3 vezes em comparação com o grupo de controlo.
3. Os doentes referiram apenas um ligeiro desconforto local no local das MOPs. Aos 14 e 28 dias, a dor era mínima ou nula.
4. As MOPs são um procedimento eficaz, confortável e seguro para acelerar a movimentação dentária durante o tratamento ortodôntico.
5. As MOPs podem reduzir o tempo de tratamento ortodôntico em 62%.

No entanto, este foi o primeiro estudo a investigar este método, e certas questões não foram abordadas, tais como, o efeito na reabsorção radicular, o número de perfurações necessárias, os efeitos a longo prazo (este estudo teve uma duração de apenas 28 dias)[83] .

2. TÉCNICA DE PTEZOCTSTON

Uma das técnicas mais recentes para acelerar a movimentação dentária é a técnica de Piezocisão. Para reduzir a morbidade associada à corticotomia convencional, Dibart et al[84] , em 2009, introduziram um método de corticotomia sem retalho, utilizando a piezocirurgia. Na técnica descrita por eles, a cirurgia foi realizada 1 semana após a colocação do aparelho ortodôntico, sob anestesia local. Foram realizadas incisões verticais gengivais, apenas para vestibular, abaixo da papila interdental, tanto quanto possível, na gengiva aderida, utilizando um bisturi nº 15. Essas incisões precisam ser profundas o suficiente para atravessar o periósteo e entrar em contato com a cortical óssea. De seguida, com recurso a instrumentação ultra-sónica **(Fig.30)** (utilizaram um Piezótomo de inserção BS1), realizam os cortes de corticotomia a uma profundidade de 3 mm através das incisões previamente efectuadas. Nas áreas que requerem aumento ósseo, é efectuada uma tunelização utilizando um elevador inserido entre as incisões, para criar espaço suficiente para aceitar um material de enxerto. Não é necessário suturar, exceto nas áreas em que o material de enxerto tem de ser estabilizado. O paciente é colocado num regime de antibióticos e colutórios.[85]

A técnica de piezocisão não causou quaisquer danos periodontais, tal como referido por Hassan[86] . Outro benefício desta técnica é o facto de poder ser utilizada com o Invisalign, o que leva a uma melhor aparência estética e a um menor tempo de tratamento, conforme relatado por Keser[87] . A piezocisão é uma técnica promissora de aceleração dentária devido às suas várias vantagens nos aspetos periodontais, estéticos e ortodônticos.

Vantagens[88]

1. Minimamente invasivo.

2. Melhor aceitação por parte dos doentes.

Desvantagens[88]

1) Risco de lesões radiculares, uma vez que as incisões e as corticotomias são efectuadas "às cegas".

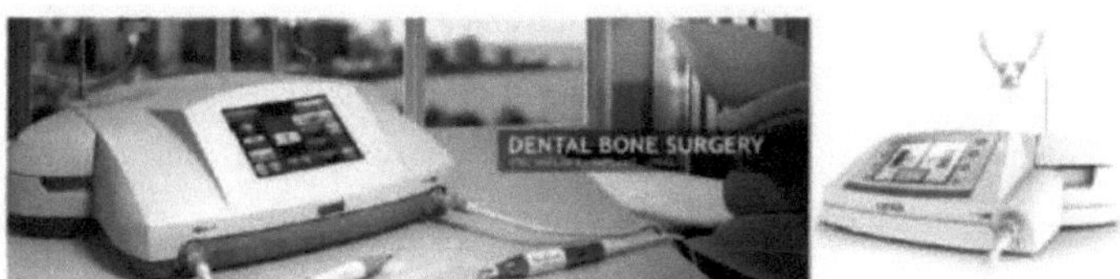

Fig.30: Piezótomo

Tabela.6: Abordagens de piezocisão para melhorar o movimento dentário

Authors	Surgical approach used	Animal /human	Acceleration
Dibart et al[84]	Piezocision technique	Human	Yes
Hassan et al[86]	Piezocision technique	Human	Yes
Keser et al[87]	Piezocision-assisted Invisalign treatment	Human	Yes

a. Corticotomias piezoeléctricas sem retalho

Para reduzir o risco de danos radiculares, Jorge et al[89] em 2013, sugeriu um método, denominado MIRO (Minimally Invasive Rapid Orthodontic procedure), utilizando fio metálico como guia para a colocação das incisões e, posteriormente, das corticotomias. Colocou guias metálicas entre cada dente, perpendiculares ao fio da arcada principal, e tirou radiografias digitais, para garantir que as guias metálicas não se projectavam sobre as raízes dos dentes. Uma vez confirmada esta situação, foram feitas incisões e corticotomia piezoeléctrica, utilizando os pinos como guia. Os resultados clínicos de uma MIRO mantêm as vantagens da ortodontia rápida descrita por Chung et al., mas é muito menos traumática, pois não tem retalho, reduzindo o trauma e a convalescença. A MIRO também aumenta a exatidão, uma vez que se baseia em guias cirúrgicos radiográficos que ajudam a fazer uma corticotomia precisa, evitando danos nas estruturas vitais e nos dentes.

procedimento cirúrgico normalizado

- Os doentes submetidos a um procedimento cirúrgico devem ser periodontalmente saudáveis. Um dia antes da cirurgia, os doentes devem lavar a boca com colutório de clorexidina a 0,12% duas vezes (de manhã e à noite).
- Imediatamente antes da cirurgia, os doentes devem ser lavados com clorexidina a 0,12% durante 1 minuto e a área peri-bucal é limpa com gaze embebida em clorexidina.

- Todas as intervenções cirúrgicas são efectuadas sob anestesia local (cloridrato de lidocaína 2% com epinefrina 1:100.000).
- As guias metálicas radiográficas devem ser posicionadas entre cada dente e devem ser tiradas radiografias digitais para assegurar que o pino metálico não se projecta sobre as raízes dos dentes.
- O pino metálico é utilizado como um guia rigoroso para efetuar incisões mucoperiosteais. As incisões começam mm abaixo da papila **(Fig.31).**
- As corticotomias verticais devem ser realizadas com uma microsserra ultra-sónica OT7. Uma microsserra ultra-sónica OT7 (Piezosurgery, Mectron Medical Technology) é colocada sobre a incisão. Utilizando o poder de corte do osso e a bomba de solução de irrigação de nível 4, são efectuadas corticotomias verticais seguindo o traço da incisão gengival. Após as corticotomias, é prescrita aos pacientes uma dieta suave e é proibido o uso de enxaguantes bucais durante 24 horas.

- As corticotomias verticais devem ser realizadas com uma microsserra ultra-sónica OT7. Uma microsserra ultra-sónica OT7 (Piezosurgery, Mectron Medical Technology) é colocada sobre a incisão. Utilizando o poder de corte do osso e a bomba de solução de irrigação de nível 4, são efectuadas corticotomias verticais seguindo o traço da incisão gengival. Após as corticotomias, é prescrita aos pacientes uma dieta suave e é proibido o uso de enxaguantes bucais durante 24 horas.

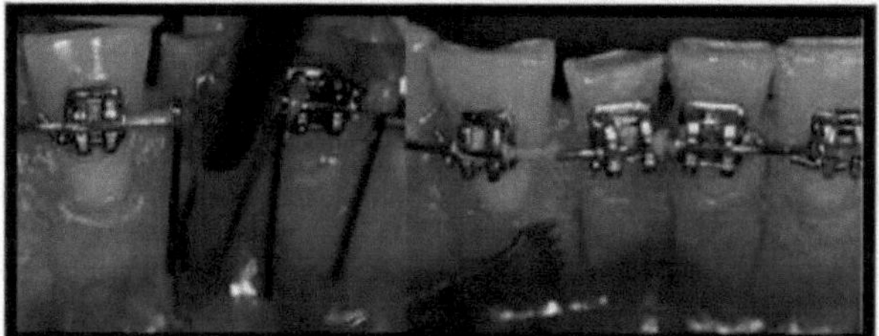

Fig.31: O pino metálico permite uma incisão mucoperiosteal precisa 2 mm abaixo da papila.

- Não são indicados medicamentos anti-inflamatórios. As consultas de controlo do paciente são marcadas para as 24 horas do dia 7 e, depois, de duas em duas semanas durante um mês, fazendo-se ajustes se necessário. Durante a última década, as inovações ortodônticas mudaram e aumentaram as expectativas dos clínicos e dos pacientes.

- Embora os avanços recentes incluam aparelhos que são mais aceitáveis para os pacientes, especialmente para adultos auto-conscientes, a duração do tratamento ortodôntico ainda é uma grande preocupação. Tem havido muitas tentativas para encurtar o tempo de tratamento, incluindo a distração rápida dos caninos e o tratamento facilitado por corticotomia.
- Este procedimento foi mais tarde modificado e popularizado por Kole et al[7] , que se referiram ao conceito de movimento mecânico "bloco ósseo". Estas tentativas demonstraram que um procedimento combinado de corticotomia e osteotomia poderia resultar num tempo de tratamento mais curto.
- Em 2001, Wilcko et al[9] revisitaram a sua técnica original, adicionando osso para aumentar a espessura alveolar e permitir o movimento dentário sem criar deiscências. Definiram a sua abordagem como ortodontia osteogénica acelerada. Eles sugeriram que a movimentação dentária em pacientes submetidos à decorticação seletiva pode ser devida a um processo de remineralização por desmineralização.
- Esta observação faz parte de um evento maior que é conhecido na literatura ortopédica como o fenómeno aceleratório regional, em que ocorre um processo de cicatrização dinâmico no local da lesão óssea; a cicatrização é proporcional à extensão do insulto cirúrgico. Um aumento localizado da atividade osteoclástica e osteoblástica resulta numa diminuição da densidade óssea e num aumento da renovação óssea.
    - O fenómeno de aceleração regional inicia-se poucos dias após a cirurgia e atinge o seu pico em 1 a 2 meses, abrandando depois e desaparecendo à medida que a remineralização se instala. Apesar de eficaz e altamente previsível, o tratamento ortodôntico assistido por corticotomia é bastante invasivo, pois requer extensa elevação do retalho e cirurgia óssea, o que pode causar desconforto pós-cirúrgico, além de diversas complicações pós-operatórias.
    - A utilização de uma faca piezoeléctrica em vez de uma broca cirúrgica de alta velocidade para diminuir o trauma cirúrgico e, ainda assim, conseguir

um movimento dentário rápido. Devido ao seu corte micrométrico e seletivo, um dispositivo piezoelétrico produz osteotomias seguras e precisas sem danos osteonecróticos.

- A técnica de corticisão como uma alternativa minimamente invasiva para criar uma lesão cirúrgica no osso sem reflexão de retalho. Nessa técnica, utilizaram um bisturi reforçado e um martelo para atravessar a gengiva e a cortical óssea, sem levantar retalhos. Essa lesão cirúrgica foi considerada suficiente para induzir o efeito do fenómeno aceleratório regional e movimentar rapidamente os dentes durante o tratamento ortodôntico.
- Esta técnica, apesar de inovadora, tem algumas desvantagens importantes: a impossibilidade de enxertar tecidos moles ou duros durante o procedimento para corrigir inadequações e reforçar o periodonto, e tonturas pós-cirúrgicas transitórias devido à maleabilização repetida durante a cirurgia.
- Um procedimento novo e minimamente invasivo chamado "Piezocision". Esta abordagem combina microincisões na gengiva vestibular que permitem a utilização da faca piezoeléctrica para decorticar o osso alveolar e iniciar o fenómeno de aceleração regional.
- Embora seja minimamente invasivo, tem também a vantagem de permitir o enxerto de tecidos duros ou moles através de tunelização selectiva para corrigir recessões gengivais ou deficiências ósseas nos pacientes. Quando este procedimento foi descrito pela primeira vez, os cortes de Piezocision eram efectuados simultaneamente em ambas as arcadas para corrigir a má oclusão. O Piezocision sequencial é apresentado como uma ferramenta para corrigir uma má oclusão de Classe III num tempo total de tratamento de 8 meses.

- Uma má oclusão de Classe III com um componente esquelético é um desafio ortodôntico, especialmente quando uma abordagem conservadora é solicitada. Um fator importante para o sucesso do tratamento dessa má oclusão é o padrão de crescimento facial. Uma altura facial anterior inferior reduzida, sobremordida profunda e selamento labial passivo, associados a uma má oclusão de Classe III, têm um melhor prognóstico, pois a rotação para trás da mandíbula induzida pelo tratamento ajudará a camuflar a discrepância anteroposterior.

- Quando o aumento da altura anterior inferior da face está associado a essa má oclusão, a intervenção cirúrgica é o tratamento de escolha, pois qualquer rotação mandibular induzida ortodonticamente no sentido horário aumentará as dimensões verticais da face e, consequentemente, causará incompetência labial.
- Para os pacientes relutantes em submeter-se a cirurgia ou que estão satisfeitos com a sua aparência facial, uma alternativa é tratar com compensação dentoalveolar sem corrigir a deformidade esquelética subjacente. A piezocisão é uma técnica inovadora, minimamente invasiva, concebida para conseguir um movimento dentário ortodôntico rápido sem as desvantagens das abordagens cirúrgicas convencionais extensas e traumáticas.
- Esta nova técnica pode ser combinada com várias modalidades de tratamento ortodôntico para satisfazer a população atual de pacientes adultos, e podem ser feitas modificações para satisfazer os requisitos mecânicos específicos.[89]

3. INJECÇÕES DE PLASMA RICO EM PLAQUETAS

- A injeção de plasma autólogo rico em plaquetas (PRP) pode ser um melhor substituto para a cirurgia óssea.[90]
- O PRP autólogo deve ser preparado sob procedimentos de processamento

assético

a. Um volume de 60 ml de sangue total é retirado da veia cubital medial de um doente, utilizando três seringas de 30 ml que continham, cada uma, 3 ml de solução de citrato de sódio a 10% como anticoagulante. Não se recomenda a utilização de heparina como anticoagulante devido aos seus efeitos sistémicos e à indução de reabsorção óssea alveolar. Um ml de sangue é utilizado para verificar a contagem de plaquetas.[91]

b. Os restantes 59 ml de sangue total são primeiro centrifugados a 1000 rpm durante 12 minutos à temperatura ambiente. O sangue é então separado nos seus 3 componentes básicos: as hemácias na parte inferior, a camada leitosa (plaquetas) no meio e o plasma pobre em plaquetas

(PPP) na parte superior.[91]

c. Os glóbulos vermelhos são eliminados e a camada leucocitária e o PPP restantes são recolhidos e centrifugados novamente a 3000 rpm durante 8 minutos. Após a segunda centrifugação, o PPP é removido até restarem 4 ml e, em seguida, o PPP restante é misturado com a camada leucocitária para se tornar PRP. Um ml do PRP é analisado para determinar a sua contagem de plaquetas. Com esta preparação, o PRP contém anticoagulante, uma elevada concentração de plaquetas e alguns leucócitos e hemácias, pelo que tem de ser injetado pouco tempo depois da sua preparação.[91]

- A injeção de PRP pode ser aplicada para acelerar o alinhamento e o nivelamento ortodôntico dos dentes no apinhamento anterior, e o encerramento de espaços na retração anterior em massa ou na protracção de molares [Fig. 32]. Também pode ser utilizado para preservar o osso alveolar do lado da pressão na retração anterior em massa.[91]

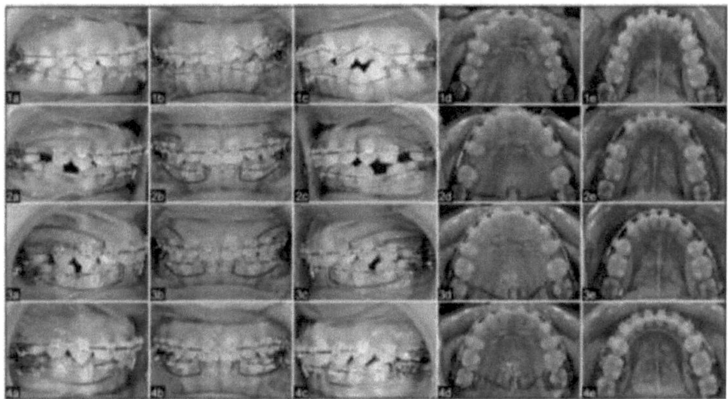

Fig.32: A injeção de PRP pode ser aplicada para acelerar o alinhamento e o nivelamento ortodôntico dos dentes no apinhamento anterior, e o encerramento de espaços na retração anterior em massa ou na protracção de molares.

- Uma única injeção de PRP tem uma duração clínica de 5-6 meses. Foi observado que clinicamente que a taxa de aceleração mais rápida ocorre durante o segundo a quarto mês após a injeção.

- O regime aplicado para diferentes fins é resumido:

   a. Injeção única de PRP no início do tratamento para efeitos de alinhamento e nivelamento.

   b. Uma injeção de PRP no início e outro reforço de injeção 6 meses após a primeira injeção para efeitos de retração anterior.

   c. Uma injeção de PRP no início e outro impulso de injeção 6 meses após a primeira injeção para efeitos de protracção dos dentes posteriores.

- A forma mais fácil de preparar um PRP de 11,0-12,5 vezes é diluir um PRP de concentração elevada conhecida com uma determinada quantidade de PPP. O PRP de elevada concentração pode ser preparado removendo a maior parte do PPP sem perturbar a camada leitosa no fundo após a segunda centrifugação. Por exemplo, poderíamos preparar 1,0 ml de 22 vezes de PRP de alta concentração e depois diluir com 1,0 ml de PPP para obter 2,0 ml de 11,0 vezes de PRP.

- A injeção submucosa de PRP é uma técnica clinicamente viável e eficaz para acelerar o movimento dentário ortodôntico e, ao mesmo tempo, preservar o osso alveolar no lado da pressão do movimento dentário ortodôntico, e a dose ideal de PRP para o melhor desempenho clínico é de 11,0-12,5 dobras.[92]

4. NANOTECNOLOGIA PARA ACELERAR O MOVIMENTO DOS DENTES[31]

- Os sistemas microelectromecânicos biomédicos (Bio MEMS) podem ser definidos como a ciência e a tecnologia de funcionamento à microescala para aplicações biológicas e biomédicas, que podem ou não incluir quaisquer funções electrónicas ou mecânicas. São constituídos por elementos micromecânicos geralmente em substratos de silício, incluindo engrenagens, motores e actuadores com movimento linear e rotativo para aplicações em sistemas biológicos.

- Os BioMEMS implantáveis têm sido utilizados como biossensores para o diagnóstico in vivo de doenças e microchips de administração de medicamentos. Os sistemas nanoelectromecânicos (NEMS) são dispositivos que integram funcionalidades eléctricas e mecânicas ao nível da nanoescala.
- Experiências em animais indicaram que, quando 15-20 micro-amperes de corrente contínua baixa (CC) foram aplicados ao osso alveolar, modificando o potencial bioelétrico, os osteoblastos e as células do ligamento periodontal demonstraram concentrações aumentadas dos segundos mensageiros AMPc e GMPc.
- Estes resultados sugerem que a estimulação eléctrica aumentou as actividades de fosforilação enzimática celular, conduzindo a processos sintéticos e secretórios associados à aceleração da remodelação óssea.
- Foi proposto que as células de combustível biocatalíticas microfabricadas (baterias enzimáticas) podem ser utilizadas para gerar eletricidade para auxiliar a movimentação dentária ortodôntica. Uma microbateria enzimática, quando colocada na gengiva perto do osso alveolar, pode ser uma possível fonte de energia eléctrica para acelerar o movimento dentário ortodôntico.

- Espera-se que o sistema baseado em MEMS/NEMs seja aplicado nos próximos anos para desenvolver células de biocombustível potentes e biocompatíveis, que possam ser implantadas com segurança no alvéolo da maxila ou da mandíbula para melhorar o movimento ortodôntico dos dentes.

5. SUPORTE DE CATRACA PARA ACELERAR O MOVIMENTO DO DENTE[26]

- O movimento dentário efetivo em ortodontia deve ocorrer sem causar danos ao ligamento periodontal (PDL), pelo que foi concebido um novo bracket com um sistema de bloqueio de catraca, o "Ratchet Bracket", para produzir o movimento dentário mantendo a circulação sanguínea.[26]
- Para definir o mecanismo do aparelho, foi efectuado um estudo histológico em quatro cães Beagle (9 meses de idade) e um estudo clínico em cinco

pacientes do sexo feminino (11 anos a 38 anos e 10 meses de idade). Cinco caninos superiores dos cães foram deslocados 1,82 mm por mês. Na observação por microscopia ótica, as formas vasculares apresentavam uma forma redonda - oval, sem reabsorção óssea.[26]

- Não foi observada reabsorção radicular no PDL comprimido nos dias 1, 14 e 35 do período experimental. Nas imagens fluorescentes do dia 46, foi visível uma formação óssea distinta no lado da tensão.[26]

- Na investigação clínica, nove caninos superiores das cinco pacientes do sexo feminino foram deslocados 1,92 mm por mês.[26]
- Uma linha dura alveolar larga e longa foi vista apenas no lado de tensão dos caninos nas radiografias dentárias, indicando movimento dentário corporal, sem sinais óbvios de reabsorção radicular em todos os indivíduos. Não foi relatada dor espontânea ou dor durante a mordida.[26]
- Os resultados indicam que a utilização do suporte de catraca pode resultar num movimento dentário rápido e indolor com clareza vascular para manter a circulação sanguínea no PDL.[26]

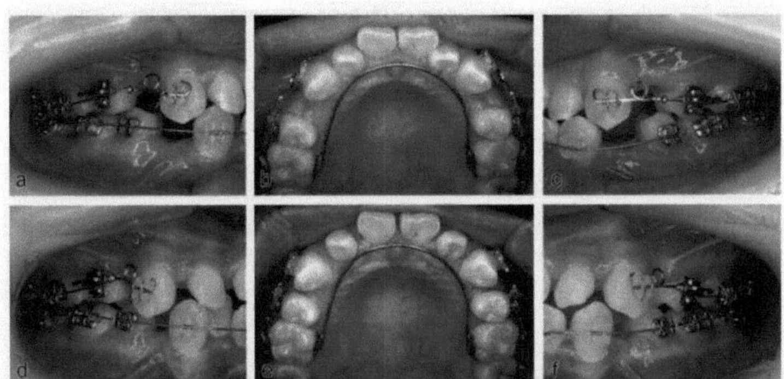

Fig: 33. Fotografias mostrando o movimento distal dos caninos superiores usando o suporte de catraca numa fêmea de 14 anos de idade após 42 dias. (a - c) Início e (d - f) fim do movimento do canino. As distâncias movidas são de 2,7 mm à direita e 2,9 mm à esquerda.

6. DISPOSITIVO HYCON PARA ACELERAR O MOVIMENTO DOS DENTES

- O dispositivo Hycon foi desenvolvido pelo Dr. Winfried Schuetz[22] em 2005. Ele tem um conjunto de parafuso e porca onde o dispositivo é soldado ou ancorado, vestibularmente ao arco base na região molar e o parafuso é amarrado ao segmento anterior usando um fio de ligadura. Ao contrário dos anéis de fecho e da mecânica de deslizamento, que dependem de forças elásticas, o dispositivo Hycon baseia-se num desenho que tem sido utilizado com sucesso desde os primórdios da ortodontia - um mecanismo do tipo parafuso.[22]

- O dispositivo HYCON foi concebido especificamente para proporcionar o estado metabólico ideal para uma movimentação dentária segura, rápida e previsível.
- Para obter uma reação adequada dos tecidos, é necessária muito pouca força; no entanto, com as técnicas comuns de encerramento de espaços, é sempre necessária uma força adicional para ultrapassar a fricção no sistema mecânico.[93]
- A mecânica de um parafuso pode ser medida com precisão - o tamanho das roscas é diretamente proporcional ao movimento do parafuso.
- A quantidade de força gerada pelo parafuso é suficientemente adequada para superar qualquer quantidade de forças de fricção, mas não gera qualquer força dinâmica adicional, proporcionando o estímulo perfeito para o movimento dentário.[93]

- Com o dispositivo Hycon, uma única volta de 360° do parafuso proporciona um comprimento de ativação de 0,35 mm. Isto torna possível fornecer uma ativação de fecho de espaço precisa a um nível de força relativamente elevado, mas numa distância curta.

- A força gerada por uma única ativação foi medida a 410g numa máquina de testes de resistência.[93]

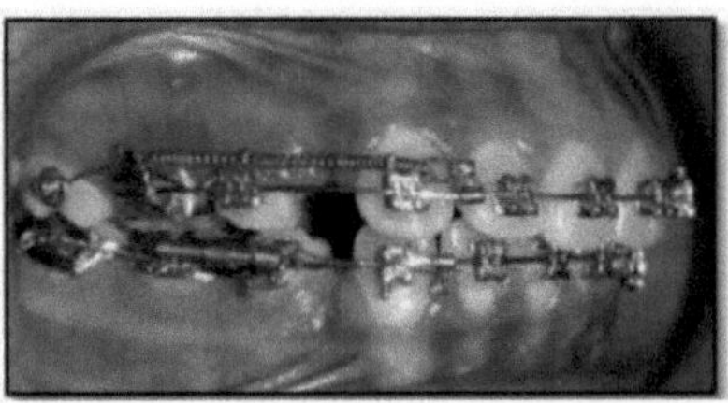

Fig:34. O dispositivo Hycon e a mola helicoidal fechada NiTi ligada ao gancho de engaste

7. SURGERY FIRST CIRURGIA ORTOGNÁTICA ACELERADA

- Observa-se que o movimento dentário ortodôntico após a cirurgia ortognática é rápido e é significativamente rápido durante os primeiros 4-5 meses pós-operatórios. Este movimento dentário rápido pós-cirurgia é atribuído ao RAP, e é observado em todos os três planos, sagital, vertical e transversal.

- Os desafios envolvidos no modelo convencional de três fases da cirurgia ortognática deram origem a novos conceitos, como o que é conhecido como ortognática "Surgery First".
- Nos últimos anos, tem sido dada mais atenção ao assunto e cada vez mais casos estão a ser tratados com a abordagem "Surgery First". O conceito básico subjacente à ortognática "Surgery First" é a eliminação da fase ortodôntica pré-cirúrgica e a eliminação do desequilíbrio dos tecidos moles que acompanham a deformidade dentofacial.
- A consideração mais importante na utilização desta técnica é o facto de ser uma abordagem complicada que requer uma cooperação estreita entre um ortodontista altamente experiente e o cirurgião ortognático.
- A previsão da oclusão final pretendida é uma tarefa muito difícil. Além disso, o cirurgião deve ser capaz de organizar os componentes esqueléticos de forma a corresponderem exatamente às posições

esqueléticas e à oclusão previstas.

- Mais importante ainda, o advento da fixação rígida foi a chave que permitiu a implementação da primeira abordagem cirúrgica. Com a fixação convencional por fio, a mobilidade dos segmentos ósseos não permitiria uma posição estável do osso após a cirurgia. Assim, qualquer tentativa de movimento poderia potencialmente resultar em movimento dos componentes esqueléticos.[94]

A .Indicações para a cirurgia Primeira Ortognática Acelerada[37]

- A abordagem "surgery first" está indicada em casos que não necessitam de um alinhamento e descompensação ortodônticos pré-cirúrgicos excessivos

- São casos de má oclusão que acompanham a deformidade esquelética representa

1. Dentes anteriores bem alinhados a ligeiramente apinhados

2. Curva da coluna vertebral plana a ligeira

3. Inclinação normal a ligeiramente proclinada/retroclinada dos incisivos

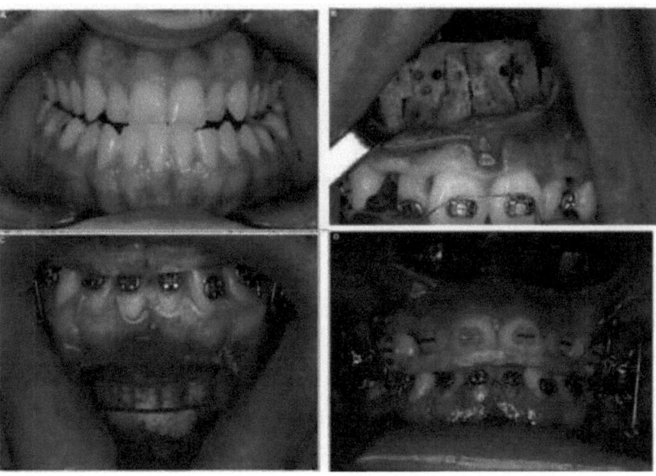

Fig: 35. Cirurgia bimaxilar com segmentação da maxila e osteotomia mandibular em bloco frontal. A, Oclusão pré-operatória. B, Osso cortical da osteotomia maxilar foi usado para enxertar o espaço direito do segmento frontal da maxila. C, Vista intra-operatória da osteotomia segmentar mandibular. O fenómeno de aceleração regional foi potenciado com a execução de corticotomias vestibulares. D, Oclusão final com splint de extremidade.

B. Vantagens e Desvantagens[37]

As vantagens da abordagem da cirurgia inicial são as seguintes

- A queixa principal do paciente, a função dentária e a estética facial são alcançadas e melhoradas no início do tratamento. Na maioria dos casos, os pacientes que se submetem à cirurgia ortognática para corrigir uma deformidade dento-esquelética apresentam-se no consultório do ortodontista com uma queixa principal que inclui a insatisfação com a sua aparência facial. Assim, a principal preocupação do paciente deve ser abordada durante o curso do tratamento. A abordagem convencional em três etapas na cirurgia ortognática requer a descompensação dos dentes, o que muitas vezes resulta na piora do perfil facial, especialmente em pacientes com má oclusão de Classe III. A melhoria da estética facial nestes pacientes só ocorre meses mais tarde, quando é efectuada a cirurgia propriamente dita. A realização da cirurgia primeiro elimina o perfil inestético pré-cirúrgico e permite que a queixa principal do paciente seja abordada no início do tratamento.

- A descompensação pode ser efectuada de forma eficaz e eficiente A resolução imediata do desequilíbrio dos tecidos moles e do esqueleto é uma vantagem adicional na primeira abordagem cirúrgica.

  A descompensação dentoalveolar que é efectuada na ortodontia pré-cirúrgica convencional funciona contra os processos dentoalveolares compensatórios fisiológicos. Por outras palavras, o ortodontista tenta obter uma oclusão pré-operatória que vai contra o que os tecidos moles e os componentes esqueléticos ditam. Esse tem sido considerado um dos desafios da descompensação das arcadas antes da cirurgia. Quando a cirurgia é concluída primeiro, a discrepância esquelética e de tecidos moles é aliviada e os dentes podem ser alinhados sem a necessidade de lutar contra as limitações fisiológicas. O período de tratamento completo é reduzido para 1-1,5 anos ou menos, dependendo da complexidade do tratamento ortodôntico.[94]

- O fenómeno da movimentação dentária ortodôntica acelerada no pós-operatório reduz a dificuldade e o tempo de tratamento da gestão ortodôntica na primeira abordagem cirúrgica.

- Por outro lado, a abordagem "Cirurgia primeiro" também tem algumas desvantagens que devem ser levadas em consideração. A realização do procedimento cirúrgico antes do tratamento ortodôntico tem múltiplas vantagens, nomeadamente a redução do tempo de tratamento. No entanto, existem muitos inconvenientes nesta abordagem que devem ser tidos em consideração.

- A previsão da oclusão final é o desafio mais difícil com a primeira abordagem cirúrgica. Em muitos casos, os modelos superior e inferior não podem ser colocados numa oclusão ideal devido a múltiplas interferências dentárias. Se a oclusão final prevista não for alcançável ou não for planeada com precisão, o resultado estará longe de ser ideal. Os casos que requerem extracções são especialmente difíceis de planear quando se realiza a cirurgia primeiro. Assim, a seleção de casos é da maior importância.

- Mesmo quando a oclusão final foi cuidadosamente determinada pelo ortodontista, o procedimento cirúrgico deve ser efectuado meticulosamente, uma vez que qualquer pequeno erro cirúrgico pode comprometer o resultado. Por conseguinte, o ortodontista e o cirurgião ortognático devem ter experiência suficiente para conhecer as limitações e as possibilidades.

- O processo de planeamento consome muito tempo, em contraste com o tempo total de tratamento, que é normalmente reduzido. Em muitos casos, este facto torna-se um problema financeiro para o ortodontista responsável pelo tratamento. Aumentar a taxa de tratamento é uma solução, mas deve ser razoável para o paciente. Quando os fios de aço inoxidável passivos são colocados antes da cirurgia, cada fio deve ser dobrado para descansar passivamente na superfície de cada dente. Este também é outro procedimento desafiador e demorado para o ortodontista, especialmente quando os dentes estão severamente rotacionados e desalinhados.

- Para simplificar o procedimento pré-cirúrgico de colagem, alguns ortodontistas colam os fios diretamente à superfície dos dentes sem utilizar quaisquer brackets. Embora isto possa simplificar a consulta pré-cirúrgica, existe uma maior taxa de insucesso durante a cirurgia e a necessidade de outra consulta de colagem no início do tratamento ortodôntico. A técnica de colagem indireta pode ser utilizada para permitir um posicionamento preciso dos brackets, bem como para dobrar previamente os fios da arcada passiva.

- Para utilizar o potencial máximo do fenómeno de aceleração regional, são preferíveis duas cirurgias dos maxilares. Além disso, as discrepâncias transversais graves levam por vezes a osteotomias Le Fort I de duas ou três peças. O aumento do número e da complexidade dos procedimentos de osteotomia representa um risco maior para o paciente.

C. Redução do tempo de tratamento com a cirurgia First Orthodontics[37]

O tempo de tratamento reduzido na primeira abordagem cirúrgica pode ser atribuído a dois factores principais:

- A resolução do desequilíbrio esquelético e dos tecidos moles antes do início do movimento dentário e o fenómeno de aceleração regional. A resolução do desequilíbrio esquelético e dos tecidos moles através de cirurgia permite ao ortodontista movimentar os dentes num envelope esquelético e de tecidos moles normal, o que facilita o movimento ortodôntico.

- No entanto, a abordagem "surgery first" utiliza esta oportunidade de ouro para acelerar o processo de descompensação que ocorre após a cirurgia, ao contrário da abordagem tradicional. Uma vez que a descompensação das arcadas é o passo mais demorado do processo, o fenómeno de aceleração regional é utilizado quando é mais necessário. Apesar das descobertas demonstradas em relatos de casos sobre a redução do tempo de tratamento, a duração real da janela de tempo durante a qual o fenómeno de aceleração regional pode ser utilizado para a movimentação dentária ortodôntica ainda é desconhecida.

D. Considerações sobre o planeamento do tratamento[37]

- Um planeamento cuidadoso é a chave para o sucesso de qualquer caso de cirurgia ortognática, especialmente quando o procedimento cirúrgico tem de ser realizado antes do tratamento ortodôntico.

- Como em qualquer tratamento ortodôntico, o primeiro passo é obter registos de alta qualidade, incluindo fotografias intra-orais e extra-orais, modelos e radiografias. Devem ser tidas em conta várias considerações de planeamento do tratamento quando a cirurgia ortognática é realizada sem tratamento ortodôntico prévio.

- O ortodontista planeia a cirurgia com base nos modelos pré-operatórios, de modo a que seja possível obter uma oclusão relativamente estável durante a cirurgia.

- Os dentes serão descompensados para posições e angulações normais após a cirurgia; portanto, a oclusão transitória deve permitir o movimento pós-cirúrgico dos dentes. Uma vez que os incisivos não podem ser utilizados como guia para prever a oclusão final nos primeiros casos de cirurgia, a relação molar pode ser utilizada como ponto de partida para criar uma oclusão temporária.

- A inclinação dos incisivos superiores é importante para determinar a necessidade de possíveis extracções. Se o incisivo superior estiver excessivamente inclinado, podem ser consideradas extracções para permitir a retração dos incisivos superiores no pós-operatório. Como regra geral, se a angulação entre o incisivo superior e o plano oclusal for inferior a 53 a 55°, deve ser considerada a extração.

- Ao colocar modelos superiores e inferiores em oclusão, a dimensão transversal das arcadas não permite, em muitos casos, uma interdigitação perfeita. Assim, a dimensão transversal representa muitas vezes um desafio especial aquando da cirurgia de modelos nos primeiros casos de cirurgia. As linhas médias devem ser coincidentes ou próximas após a cirurgia e deve ser estabelecido um overjet bucal adequado bilateralmente. Dependendo do grau de discrepância entre as duas arcadas, o ortodontista pode resolver este problema planeando osteotomias segmentares em casos mais graves ou possivelmente planear a resolução do problema pós-cirúrgico através da coordenação das arcadas e elásticos.

- O passo mais desafiante e demorado na preparação para a primeira cirurgia ortodôntica é a previsão da oclusão final com base na posição atual dos dentes. A experiência do ortodontista desempenha um papel muito importante neste processo. O termo má oclusão transitória pretendida (MTI) é usado para descrever a oclusão que será usada para fabricar a tala cirúrgica e é o guia do cirurgião durante a cirurgia. A MTI deve ser suficientemente estável para permitir o fabrico previsível da tala e o movimento do esqueleto.

- Portanto, pelo menos um contacto de três pontos deve ser estabelecido entre os modelos superior e inferior ao decidir sobre o ITM. Nos casos em que essa oclusão temporária não pode ser estabelecida, é aconselhável iniciar algum movimento ortodôntico para aliviar algumas das interferências e permitir o estabelecimento de uma má oclusão transitória mais estável.

  - Numa má oclusão esquelética de Classe III após a cirurgia, estabelece-se uma má oclusão de Classe I ou II com as compensações dentárias caraterísticas de uma má oclusão de Classe III. A descompensação dos dentes é efectuada após a cirurgia.

E. Orientações gerais[37]

- As dentições superior e inferior são coladas e unidas, mas não são colocados fios de arcada. O objetivo é manter as dentições superior e inferior intactas e sólidas antes da cirurgia. Os arcos ortodônticos são colocados 1 semana após a cirurgia para o alinhamento, enquanto que os ossos maxilares osteotomizados são mantidos de forma estável pela fixação rígida. A extração de dentes pode ser indicada em casos de apinhamento grave para evitar a expansão excessiva da arcada dentária.

- Para a cirurgia modelo, a maxila e a mandíbula são colocadas numa relação molar correta e com uma sobremordida positiva. A relação molar pode ser estabelecida na classe I em casos de não extração ou extração do primeiro pré-molar bimaxilar, na classe III em casos de extração do primeiro pré-molar inferior e na classe II em casos de extração do primeiro pré-molar superior. Uma vez estabelecida a relação molar, o overjet também deve ser determinado.

- O tratamento ortodôntico pós-cirúrgico pode ser iniciado logo após 1 semana a 1 mês de pós-operatório, aproveitando o fenómeno de aceleração da movimentação dentária pós-operatória. A tala cirúrgica e as fixações intermaxilares devem ser removidas para a movimentação dentária.

- Aparelhos ortopédicos, como máscara facial ou mentoneira para pacientes classe III, podem ser aplicados para a manutenção da posição óssea da mandíbula durante a movimentação ortodôntica dos dentes. Liou et al.[71] verificaram o fenómeno de aceleração da movimentação dentária ortodôntica no pós-operatório de pacientes submetidos a cirurgia ortognática, cujo alinhamento ortodôntico e movimentação dentária ortodôntica ântero-posterior, vertical e transversal pôde ser alcançado mais fácil e rapidamente.

- Uma possível explicação para este fenómeno é a melhoria da função dentária e muscular no pós-operatório ou as alterações fisiológicas ósseas induzidas pela cirurgia ortognática.

F. Descompensação Anteroposterior e Vertical em Casos de Classe III[37]

Na abordagem convencional, os incisivos são posicionados ortodonticamente numa inclinação adequada no osso de suporte para mostrar a verdadeira extensão da discrepância esquelética antes da cirurgia, enquanto que na primeira abordagem cirúrgica, podem ser posicionados ortodonticamente após a cirurgia.

- A descompensação ântero-posterior dos incisivos superiores proclinados num caso de classe III pode ser conseguida através da extração dos primeiros pré-molares superiores e osteotomia do segmento anterior ou através da rotação da maxila no sentido dos ponteiros do relógio por osteotomia Le Fort I para corrigir a inclinação dos incisivos superiores. A segunda abordagem é recomendada porque a primeira abordagem pode ter a desvantagem da falta de um antagonista oclusal nos segundos molares inferiores.

- A descompensação ântero-posterior para incisivos inferiores moderadamente retroinclinados e apinhados num caso de classe III pode ser conseguida colocando os molares numa relação de classe I com uma sobressaliência excessiva dos incisivos, e depois os incisivos inferiores podem ser alinhados no pós-operatório para obter uma sobressaliência normal.

- A descompensação ântero-posterior dos incisivos inferiores severamente retroinclinados e apinhados num caso de classe III pode ser conseguida através da extração dos primeiros pré-molares inferiores e da osteotomia segmentar anterior, colocando os molares numa relação molar de classe III com um overjet incisivo excessivo, e depois os incisivos inferiores podem ser alinhados no pós-operatório para obter um overjet normal.

- Uma curva mandibular moderada a profunda num caso de classe III é melhor nivelada no pré-operatório ou cirurgicamente por osteotomia segmentar anterior para evitar a rotação da mandíbula para cima e para a frente no pós-operatório. A rotação da mandíbula para a frente e para cima melhora a projeção do queixo num caso de retrognatismo mandibular de classe II, mas piora a projeção do queixo num caso de prognatismo mandibular. Para evitar a rotação superior e para a frente da mandíbula no pós-operatório, em alternativa, os incisivos inferiores podem ser intruídos e os incisivos superiores podem ser extruídos ao mesmo tempo no pós-operatório.

- Pode ser aplicada uma tampa de queixo para evitar a recidiva do esqueleto mandibular nos primeiros 3 meses de pós-operatório.

G. Descompensação Anteroposterior e Vertical em Casos de Classe II[37]

- Para uma curva mandibular moderada a profunda e incisivos inferiores proclinados em retrognatismo mandibular de classe II, o segmento anterior da mandíbula pode ser nivelado e intruduzido cirurgicamente através de osteotomia segmentar anterior para que a mandíbula possa ser avançada corretamente.

- Em alternativa, a mandíbula pode ser avançada cirurgicamente para uma relação incisiva de borda a borda e sem contacto oclusal nos dentes posteriores, e depois, no pós-operatório, os dentes anteriores da mandíbula podem ser intruídos ortodonticamente para que a mandíbula rode para cima e para a frente para um contacto oclusal posterior e uma melhor projeção do queixo.

H. Coordenação do arco transversal[37]

Na abordagem convencional, as larguras intercaninos e intermolares das dentições superior e inferior são coordenadas pré-operatoriamente ou cirurgicamente, enquanto que na abordagem de primeira cirurgia, elas são coordenadas por cirurgia ou movimento dentário ortodôntico pós-operatório.

- Para um maxilar largo com uma discrepância transversal superior a um molar de cada lado, podem ser coordenados cirurgicamente através de uma osteotomia Lefort 1 de 3 peças.

- No caso de uma maxila larga, com uma discrepância transversal menor que a largura de um molar de cada lado, elas podem ser coordenadas por meio de movimentação dentária ortodôntica pós-operatória. Isso poderia ser feito estabelecendo-se a inclinação vestibular das cúspides palatinas dos molares superiores ocluindo na inclinação lingual das cúspides vestibulares dos molares inferiores de ambos os lados. O overjet vestibular excessivo seria resolvido no pós-operatório pela força oclusal ou pela mentoneira vertical ou ortodonticamente por um arco transpalatino constritor de titânio beta de 0,032 polegadas num curto período de tempo devido ao fenómeno de movimento dentário ortodôntico acelerado no pós-operatório.

A abordagem "surgery first" utiliza a osteotomia para resolver tanto os problemas esqueléticos como as compensações dentárias, de modo a que a complexidade do tratamento ortodôntico se torne menor e também encurte todo o tempo de tratamento. Uma oclusão "transitória" é estabelecida no pós-operatório. A ortodontia é um tratamento adjuvante pós-operatório na primeira abordagem cirúrgica para transfigurar a oclusão transitória na oclusão final sólida.[95]

APLICAÇÕES CLÍNICAS PARA O FUTURO

- A administração de moléculas biológicas exógenas para acelerar a movimentação dentária durante os tratamentos ortodônticos tem sido intensamente testada em experiências com animais.
- os ensaios clínicos em seres humanos são limitados, uma vez que têm de ser administrados ocasionalmente através de injecções locais que podem ser dolorosas e causar desconforto aos pacientes, evitando aplicações sistémicas, além de que os seus efeitos secundários não foram testados durante longos períodos de tempo.
- No entanto, a administração de certas moléculas tem mostrado resultados promissores; por exemplo, a citocina, a PTH, a vitamina D e o sistema RANKL/RANK/OPG desempenham um papel importante na remodelação óssea e na movimentação dentária. A relaxina humana não acelera o movimento dentário em ratos, mas aumenta a mobilidade dentária ao diminuir a organização e a força mecânica do PDL. No entanto, muitos desses mecanismos não são totalmente compreendidos e os mecanismos dependentes da dose também devem ser mais investigados.
- Na abordagem física, a terapia com laser de baixa intensidade é o método mais promissor; no entanto, foram apresentados resultados contraditórios. Isto deve-se às diferentes energias, duração e conceção experimental. Além disso, a maioria destas experiências foi efectuada em apenas algumas semanas, o que é um período de tempo muito curto para se notarem quaisquer efeitos secundários.
- A abordagem cirúrgica é a mais utilizada clinicamente e a mais testada, com previsões conhecidas e resultados estáveis. No entanto, é invasiva, agressiva e dispendiosa, e os pacientes não estão abertos a ideias que envolvam cirurgia, a não ser que seja a única opção necessária para ter uma boa oclusão. A técnica de piezocisão é uma das mais recentes técnicas de aceleração da movimentação dentária, tem bons resultados clínicos e é considerada a menos invasiva na abordagem cirúrgica.
- As micro-osteoperfurações são consideradas as melhores abordagens cirúrgicas devido aos seus resultados promissores na aceleração do movimento dentário

ortodôntico [OTM] e à sua natureza não-invasiva; são necessários estudos clínicos para identificar o melhor método para acelerar o OTM, com a devida atenção aos protocolos de aplicação, efeitos adversos e análise custo-benefício e à inclusão de um maior número

de amostras.

- A realização de cirurgia ortognática antes do tratamento ortodôntico tem múltiplas vantagens, como a redução do tempo de tratamento, a maior aceitação do paciente e a utilização do fenómeno de aceleração regional.

- Se os casos forem selecionados cuidadosamente, se o ortodontista e o cirurgião forem suficientemente experientes para prever antecipadamente a oclusão final e se o nível de cooperação entre os clínicos for elevado, os resultados são muito promissores.

- No entanto, mesmo o mais pequeno erro durante o planeamento do tratamento, a cirurgia e os passos ortodônticos pós-cirúrgicos pode ser muito difícil de corrigir. Utilizando os princípios da técnica "surgery first", o período ortodôntico pré-cirúrgico pode ser encurtado, mesmo que não seja eliminado. Como em qualquer outro procedimento cirúrgico, o bem-estar e a queixa principal do paciente devem ser sempre a primeira prioridade.

- O futuro da cirurgia ortognática está orientado para a minimização do tempo total de tratamento sem comprometer os resultados finais.

CONCLUSÃO

- Os MOPs podem ser considerados como uma nova técnica minimamente invasiva, fácil de usar e eficiente para a aceleração do movimento dentário ortodôntico com uma melhor aceitação por parte do paciente.

- Se a higiene oral for mantida sob controlo e o tempo de aceleração dentária após o procedimento for respeitado, os MOPs não conduzem à rutura periodontal. É importante investigar se existe uma correlação entre a incidência de recessão gengival e as caraterísticas do fenótipo periodontal em pacientes ortodônticos tratados com ou sem aceleração assistida periodontalmente, portanto, é necessário aumentar o número de participantes para validar as estatísticas.

- São necessários mais estudos para avaliar o efeito de diferentes números de MOPs na taxa de movimentos dentários e para encontrar o momento e a frequência ideais da aplicação da MOP, de modo a obter uma aceleração óptima do movimento dentário.

- Há muito que os pacientes ortodônticos pedem tempos de tratamento mais curtos e, atualmente, dispomos de métodos que podem acelerar a movimentação dentária ortodôntica de forma segura.

- Os métodos actuais, como a Piezocisão, as microosteoperfurações, os lasers e a vibração, reduziram ou eliminaram a natureza invasiva dos procedimentos anteriores utilizados para obter o Fenómeno de Aceleração Regional. Além disso, apresentam vantagens adicionais, como a redução das taxas de recidiva, a redução da dor ortodôntica e a redução da reabsorção radicular.

- Em geral, todas estas técnicas tinham desvantagens e incertezas que as tornavam pouco utilizadas clinicamente.

- No entanto, tem havido um rápido aumento nos níveis de interesse das empresas de produtos para melhorar os efeitos da biologia na ortodontia. Estas novas abordagens têm o potencial de ser a próxima fronteira para a ortodontia e os seus recursos.

REFERÊNCIAS

1. Mani Alikhani et al Clinical Guide to Accelerated Orthodontics With a Focus onMicro- Osteoperforation. ISBN 978-3-319-43399-8.

2. Efka Zabokova-Bilbilova, et al. Lesões de manchas brancas: Prevenção e controlo durante o tratamento ortodôntico. *Pril (Makedon Akad Nauk Umet Odd Med Nauki)* 2014;35:161-8.

3. Segal GR, Schiffman PH, Tuncay OC. Meta-análise dos factores relacionados com o tratamento da reabsorção radicular apical externa. Orthod Craniofacial Res, 2004;7:71-8.

4. Zachrisson S, Zachrisson BU. Condição gengival associada ao tratamento ortodôntico. Angle Orthod. 1972;42(1):26 -34.

5. Bos, Vosselman, Hoogstraten, Prahl-Andersen et al. Patient Compliance: Um Determinante da Satisfação do Paciente. Angle Orthod 2005; 75:526-531.

6. Fink e Smith. A duração do tratamento ortodôntico. Am J Orthod Dentofac Orthop 1992;102:45-51.

7. Kole H: Operações cirúrgicas do rebordo alveolar para correção de anomalias oclusais. Oral Surg Oral Med Oral Pathol 1959;12:515-523.

8. Frost HM. O fenómeno de aceleração regional: uma revisão. Henry Ford Hops Med J. 1983; 31(1):3-9

9. Wilcko MW, Wilcko MT, Bouquot JE, Ferguson DJ: Ortodontia rápida com remodelação alveolar: Dois relatos de casos de decrowding. Int J Periodont Restor Dent 2001;21:9.

10. Hassan AH, Al-Fraidi AA, Al-Saeed SH. Tratamento ortodôntico assistido por corticotomia: revisão. Open Dent J. 2010; 4:159-164.

11. Jofre, J.; Montenegro, J. & Arroyo, R. Ortodontia rápida com corticotomias piezoeléctricas sem retalho: Primeiras experiências clínicas. Int. J. Odontostomat. 2013; 7(1):79-85.

12. Iseri H, Kisnisci R, Bzizi N, Tuz H. Retração rápida dos caninos e tratamento ortodôntico com osteogénese de distração dentoalveolar. Am J Orthod Dentofacial Orthop. 2005;127:533-541.

13. Cruz DR, Kohara EK, Ribeiro MS, Wetter NU. Efeitos da laserterapia de baixa intensidade sobre a velocidade de movimentação ortodôntica de dentes humanos:

um estudo preliminar. Lasers Surg Med. 2004;35:117 -20.

14. Pavlin D., Anthony R., Raj V., Gakunga P.T. A carga cíclica (vibração) acelera o movimento dentário em pacientes ortodônticos: Um estudo duplo-cego, randomizado e controlado. Seminários em Ortodontia, 2015; 21 (3) 187- 194.

15. Kalra A et al., Various biological approaches to accelerate tooth movement during orthodontic treatment: a review; IJOCR 2015; 3:2:55-59.

16. Bichlmayr A Corticotomia-ostectomia para corrigir a protrusão maxilar após extração dos primeiros pré-molares com osteotomias palatinas 1931; 34: 835-842.

17. Yamasaki K, Shibata Y, Fukuhara T. The effect of prostaglandins on experimental tooth movement in monkeys (Macaca fuscata). J Dent Res. 1982; 61(12):1444-6.

18. Collins MK, Sinclair PM O uso local de vitamina D para aumentar a taxa de movimentação dentária ortodôntica. Am J Orthod Dentofacial Orthop 1988; 94: 278-284.

19. Gantes B, Rathburn E, Anholm M. Effects on the periodontium following corticotomy- facilitated orthodontics. J Periodontol 1990;61:234-8

20. Suya H. Corticotomia em ortodontia. Em: Hosl E, Baldauf A, editores. Mechanical and biological basics in orthodontic therapy. Heidelberg, Alemanha: 1991;5:7;207-26.

21. Soma S, Matsumoto S, Higuchi Y, Takano-Yamamoto T, Yamashita K, et al. A administração local e crónica de PTH acelera o movimento dentário em ratos. J Dent Res 2000;79: 1717-1724.

22. McLaughlin R, Kalha A, e Schuetz W. Um método alternativo de encerramento de espaços: o dispositivo Hycon, J ClinOrthod 2005;39:474-484.

23. Limpanichkul W, Godfrey K, Srisuk N, Rattanayatikul C. Effects of low level laser therapy on the rate of orthodontic tooth movement. Orthod Craniofac Res. 2006; 9(1):38- 43.

24. Vercellotti T, Podesta A Microcirurgia ortodôntica: Uma nova técnica guiada cirurgicamente para a movimentação dentária. Int J Periodontic RestorativeDent 2007; 27: 325-31.

25. Yaffe A, Fine N, Alt I, Binderman I. Fenómenos de aceleração regional na mandíbula após cirurgia de retalho mucoperiosteal. J Periodontol 1994;65:79-83.

26. K. Noda et al. A new idea and method of tooth movement using a ratchet bracket; Eu J of Orthod. 2007;29: 225-231.

27. Nishimura M, Chiba M, Ohashi T, et al. Ativação do tecido periodontal por vibração: a estimulação intermitente por vibração de ressonância acelera o movimento dentário experimental em ratos. Am J Orthod Dentofacial Orthop. 2008; 133:572-583.

28. Kim J, Park YG, Kang SG efeito da corticisão na remodelação paradental na movimentação dentária ortodôntica. Angle Orthod. 2009;79: 284-291.

29. Lee JK, Chung KR, Kim Resultados do tratamento ortodôntico, tratamento ortodôntico assistido por corticotomia e osteotomia segmentar anterior para protrusão dentoalveolar bimaxilar. Plast Reconstr Surg 2009;120: 1027-36

30. Dibart S, Sebaoun JD, Surmenian J Piezocision: um procedimento ortodôntico de movimentação dentária minimamente invasivo e periodontalmente acelerado. Compend Contin Educ Dent 2009; 30: 342-50.

31. DR Deepti Govindankutty Aplicações da nanotecnologia na ortodontia e suas implicações futuras: A review: International Journal of Applied Dental Sciences 2009; 1(4): 166-171.

32. Teixeira CC, Khoo E, Tran J, Chartres I, Liu Y, Thant LM, Khabens ky I, Gart LP, Cisneros G, Alikhani M. Expressão de citocinas e movimento dentário acelerado. J Dent Res. 2010;89(10):1135 -41.

33. Tsai CY, Yang TK, Hsieh HY, Yang LY. Comparação dos efeitos da micro osteoperfuração e da corticisão na taxa de movimentação dentária ortodôntica em ratos. Angle Orthod. 2011;86(4):558-64.

34. Kau CH. Uma análise radiográfica da morfologia dentária após a utilização de um novo dispositivo de força cíclica em ortodontia. Head Face Med. 2011; 7:14.

35. Susan P McGorray et al. Um ensaio clínico aleatório, controlado por placebo, sobre o efeito da relaxina humana recombinante no movimento dentário e na estabilidade a curto prazo. Am J Orthod e Dentofac Orthop. 2012;141(2):196-203.

36. Mani Alikhani, Markos Raptis, Billie Zoldan, Chinapa Sangsuwon, Yoo B.

Lee, Bandar Alyami, Corey Corpodian, Luz M. Barrera, Sarah Alansari, Edmund Khoo, Cristina Teixeira, Efeito de micro - osteoperações na taxa de movimentação dentária, Am J of Orthod and Dentofac Orthop, 2013;144:5.1-8.

37. Federico Hernandez Alfaro, Raquel Guifarro Martin. "Cirurgia primeiro" em cirurgia ortognática bimaxilar; J Oral Maxillofac Surg 2013; 69: 201-207.

38. Lee JW, Cha JY, Park KH, Kang YG, Kim SJ. Efeito da movimentação dentária assistida por osteoperfuração sem retalho no rebordo alveolar atrófico: Análise histomorfométrica e de enriquecimento genético. Angle Orthod. 2018;88(1):82-90

39. Abdelhameed AN, Refai WMM. Avaliação do Efeito da Aplicação Combinada de Laser de Baixa Energia e Micro-Osteoperações versus o Efeito da Aplicação de Cada Técnica Separadamente na Taxa de Movimentação Ortodôntica dos Dentes. Acesso aberto Maced J Med Sci. 2018 15;6(11):2180-2185.

40. Alqadasi B, Aldhorae K, Halboub E, Mahgoub N, Alnasri A, Assiry A, Xia HY. A Eficácia das Micro-osteoperfurações durante a Retração Canina: Um ensaio clínico aleatório tridimensional. J Int Soc Prev Community Dent. 2018;9(6):637 -645.

41. Prasad Arya S., Aravind Kumar Subramanian e Remmiya Mary Varghese. "Comparação da migração molar mesial associada a diferentes profundidades de retração canina assistida por micro - osteoperfuração". Jornal Europeu de Medicina Molecular e Clínica, 2020;7:2;242-250.

42. Farag, Tarek & Refai, Wael & Nasef, Ahmed & Elhiny, Omnia & Hashem, Ahmed. Avaliação do efeito de micro - osteoperfurações versus piezopuntura na taxa de movimento dentário ortodôntico associado à retração do canino. Jornal Macedónio de Acesso Aberto de Ciências Médicas.2021; 9. 113 -119.

43. Erdenebat T, Lee DJ, Kim SJ, Choi YJ, Kim EJ, Choi EH, Liu J, Hwang CJ, Jung HS, Cha JY. Efeito do número de micro - osteoperfurações na taxa de movimento dentário e resposta periodontal em ratos. Front Physiol. 2022: 3:13:837094.

44. Proffit, W.R., Fields, H.W. Contemporary Orthodontics, quinta edição. Mosby, St Louis, 2000; p.296-325.
45. Moshabab A. Asiry. aspectos biológicos do movimento dentário ortodôntico: uma revisão da literatura; Revista saudita de ciências biológicas., 2018;03-008.
46. Heller IJ, Nanda R. Efeito da alteração metabólica das fibras periodontais no movimento dentário ortodôntico. Um estudo experimental. Am J Orthod. 1979;75(3):239-258.
47. Zengo AN, Bassett CA, Pawluk RJ, Prountzos G. Potenciais bioeléctricos in vivo no complexo dentoalveolar. Am J Orthod. 1974; 66(2):130-9.
48. Orhan C. Tuncay, Daphne HO, Melissa K. Barker. A tensão de oxigénio regula a função dos osteoblastos. Am J Orthod Dentofac Orthop. 1994,105:457-63.
49. Garlet TP, Coelho U, Silva JS, Garlet GP. Padrão de expressão de citocinas nos lados de compressão e tensão do ligamento periodontal durante a movimentação dentária ortodôntica em humanos. Eur J Oral Sci. 2007; 115(5):355-62.
50. Sharath kumar Shetty et al., A Review on methods of accelerating orthodontic tooth movement; Sch.j.Dent.sci. 2018;5:2 : 68-75.
51. Soma S, Iwamoto M, Higuchi Y, Kurisu K effect of continuous infusion of PTH on experimental tooth movement in rats. J Bone Miner Res 1999;14: 546-554.
52. Soma S, Matsumoto S, Higuchi Y, Takano-Yamamoto T, Yamashita K, et al. A aplicação local e crónica de PTH acelera o movimento dentário em ratos. J Dent Res 2000; 79: 1717-1724.
53. Kale S, Kocadereli I, atilla P, As E Comparação dos efeitos do 1,25 dihidroxicolecalciferol e da prostaglandina E2 no movimento dentário ortodôntico. Am J Orthod Dentofacial Orthop 2004;125: 607-614.
54. Kawakami M, Takano-Yamamoto T A infusão local de 1,25-dihidroxivitamina D3 melhorou a formação óssea para a estabilização dentária após a movimentação dentária experimental em ratos. J Bone Miner Metab 2004; 22: 541-546.
55. Yamasaki K, Miura F, Suda T Prostaglandin as a mediator of bone resorption induced by experimental tooth movement in rats. J Dent Res 1980; 59: 1635-

1642.

56. Yamasaki K, Shibata Y, Fukuhara T Os efeitos das prostaglandinas no movimento dentário experimental em macacos (Macaca fuscata). J Dent Res 1982; 61: 1444-1446

57. Yamasaki K, Shibata Y, Imai S, Tani Y, Shibasaki Y, et al. Aplicação clínica da prostaglandina E1 (PGE1) na movimentação dentária ortodôntica. Am J Orthod 1984; 85: 508-518

58. Seifi M, Eslami B, saffer AS The effects of prostaglandin E2 and calcium gluconate on orthodontic tooth movement and root resorption in rats. Eur J Orthod 2003; 25: 199204. 64.

59. Liu ZJ, King GJ, Gu GM, Shin JY, Stewart DR A relaxina humana acelera a movimentação dentária ortodôntica em ratos? Ann N Y Acad Sci 2005; 1041: 388-394. 65.

60. Madan MS, Liu ZJ, Gu GM, King GJ effects of human relaxin on orthodontic tooth movement and periodontal ligaments in rats. Am J Orthod Dentofacial Orthop 2007; 131: 1-10. 66.

61. Nishijima Y, Yamaguchi M, Kojima T, Aihara N, Nakajima R, Kasai K. Níveis de RANKL e OPG no fluido crevicular gengival durante o movimento dentário ortodôntico e efeito da força de compressão na libertação de células do ligamento periodontal in vitro. Orthod Craniofac Res. 2006; 9(2):63-70. 40.

62. Kau CH, Kantarci A, Shaughnessy T, Vachiramon A, Santiwong P, da laFuente A, et al. Fotobiomodulação extra-oral na fase de alinhamento da ortodontia. Prog Orthod. 2013.

63. Doshi-Mehta G, Bhad-Patil WA. Eficácia da terapia laser de baixa intensidade na redução do tempo de tratamento e da dor ortodôntica: uma investigação clínica. Am J Orthod Dentofacial Orthop. 2012; 141(3):289-97.

64. Kau CH, Jennifer TN, Jeryl D A avaliação clínica de um novo dispositivo gerador de força cíclica em ortodontia. Orthodontic practice US 2013; 1: 43-44.

65. Kau et al: A fotobiomodulação acelera o alinhamento ortodôntico na fase inicial do tratamento. Progress in Orthodontics 2013;14:30:1-9.

66. Kim DH, Park YG, Kang SG. Os efeitos da corrente eléctrica de um dispositivo

microeléctrico no movimento dentário. Korean J Orthod. 2008; 38:337-346.

67. Godfrey K, Srisuk N, Rattanayatikul C. Effects of low level laser therapy on the rate of orthodontic tooth movement. Orthod Craniofac Res. 2006; 9(1):38-43.

68. Soghra Yassaei, Reza Fekrazad, Neda Shahraki; Effect of Low level laser therapy on orthodontic tooth movement : Um artigo de revisão- Journal of dentistry, Tehran university of medical sciences, Tehran,Iran 2013; 10(3): 264-272

69. Ana Maria Bolognese et al; Avaliação de dois protocolos de aplicação do laser de baixa intensidade em pacientes submetidos a tratamento ortodôntico: Mariana Marquezan .Dental Press J Orthod. 2013;18(1):33.1-9

70. Cruz DR, Kohara EK, Ribeiro MS, Wetter NU. Efeitos da laserterapia de baixa intensidade sobre a velocidade de movimentação ortodôntica de dentes humanos: um estudo preliminar. Lasers Surg Med. 2004; 35(2):117-20.

71. Liou EJ, Huang CS. Retração rápida do canino através da distração do ligamento periodontal. Am J Orthod Dentofacial Orthop. 1998; 114:372-382.

72. Iseri H, Kisnisci R, Bzizi N, Tuz H. Retração rápida dos caninos e tratamento ortodôntico com osteogénese de distração dentoalveolar. Am J Orthod Dentofacial Orthop. 2005;127:533-541

73. Sayin S, Bengi AO, Gurton AU, Ortakoglu K. Distalização rápida de caninos usando distração do ligamento periodontal: uma validação clínica preliminar da técnica original. Angle Orthod. 2004; 74:304-315.

74. Ela et al; retração do canino superior suportada por implantes mini-implantes com ortodontia facilitada por corticotomia; (Am J Orthod Dentofacial Orthop 2011;139:252-9)

75. Shoreibah EA, Salama AE, attia MS, Abu-Seida SM ortodontia facilitada por corticotomia em adultos usando uma técnica mais modificada. J Int Acad Periodontol 2012; 14: 97-104.

76. Fischer TJ (2007) aceleração do tratamento ortodôntico com exposição assistida por corticotomia de caninos impactados palatalmente. Angle Orthod 77: 417-420.

77. Dorfman HS, Turvey TA, Hill C. Alterações na altura da crista óssea após osteotomias interdentais. Oral Surg Oral Med Oral Pathol 1979; 48: 120-5.

78. Lee W, Karapetyan G,Moats R,Yamashita DD, Moon HB, Ferguson DJ, Yen S. As microCTs de movimentação dentária assistida por corticotomia/osteotomia diferem. J Dent Res. 2008;87:861-7.

79. Goyal Amit; Kalra JPS et al., Periodontally accelerated osteogenic orthodontics [PAAO]- a review; J.Clin Exp Dent.2012; 4(5); 292-6.

80. M.Thomas Wilcko, William M Wilcko e Nabil F. Bissada, Uma análise baseada em evidências das técnicas ortodônticas e osteogénicas aceleradas periodontalmente: Uma síntese das perspectivas científicas. Semin Orthod 2008;14:305-316

81. Kevin G Murphy, William M Wilcko, Donald J Furguson. Ortodontia osteogénica acelerada periodontal: Uma descrição da técnica cirúrgica. J Oral Maxillofac Surg 2009;67:2160-2166.

82. Mani Alikhani et al, Effect of micro - osteoperforations on the rate of tooth movement, Am J of Orthod and Dentofac Orthop. 2013;144:5.1-8.

83. C. Sangsuwon, S. Alansari, J. Nervina, C. C. Teixeira & M. Alikhani. Micro-osteoperfurações em ortodontia acelerada; Clin Dent Rev 2018; 2:4;1-10.

84. Dibart D.M.D, Elif Keser D.D.S., PhD, Donald Nelson DMD, Ortodontia Assistida por Piezocisão: Passado, Presente e Futuro, Semin Orthod.2015;06:003.

85. Serge Dibart DMD; Jean David Sebaoun; Piezocision: Um procedimento ortodôntico de movimentação dentária minimamente invasivo e periodontalmente acelerado: Semin Orthod 2009;30:6:1-18.

86. Hasan AA, Rajeh N, Hajeer MY, Hamadah O, Ajaj MA. Avaliação da aceleração, efeitos esqueléticos e dentoalveolares da terapia laser de baixa intensidade combinada com blocos de mordida posteriores fixos em crianças com mordida aberta anterior esquelética: Um ensaio clínico aleatório

controlado com três braços. Int Orthod. 2022;20(1):100597

87. Elif Keser D.D.S., PhD, Donald Nelson DMD, Ortodontia Assistida por Piezocisão: Passado, Presente e Futuro, Semin Orthod.2015;06:003.

88. Bakathir et al. Tratamento de mordida cruzada unilateral usando Piezocisions; Saudi Med J 2017; 38 (4): 425-430.

89. Jofre, j.; montenegro, j. & arroyo, R. Ortodontia rápida com corticotomias piezoeléctricas sem retalho: Primeiras experiências clínicas. Int. J. Odontostomat., 2013;7(1):79-85.

90. Erdur, karakasli, oncu, ozturk, hakki et al, Effect of injectable platelet-rich fibrin (i- PRF) on the rate of tooth movement: Um ensaio clínico randomizado; Angle Orthod. 2021;91:3.

91. Eizaburo Kobayashi et al, Comparative release of growth factors from PRP, PRF, and advanced-PRF; Clin Oral Invest. 2016;20(9):2353-2360

92. X Wang et al, Efeitos de uma fibrina rica em plaquetas injetável no comportamento dos osteoblastos e na formação de tecido ósseo em comparação com o plasma rico em plaquetas, Platelets; 2018;29(1):48- 55

93. Shankar D, Verma N, Mudgal P. "Dispositivo Hycon" uma escolha para o encerramento de espaços ortodônticos: um estudo clínico. J Adv Med Dent Scie Res 2019;7(8): 165-168.

94. Chung-Chih Yu, Po-Hsun Chen1, Eric J.W. Liou1, Chiung-Shing Huang1, Yu-Ray Chen ;Chang Gung Uma abordagem cirúrgica-primeira no tratamento cirúrgico-ortodôntico do prognatismo mandibular - um relato de caso; Med J 2010;33:699-705.

95. Carlos Villegas, Flavio Uribe, Junji Sugawara, Ravindra Nanda. Correção rápida de assimetria dentofacial significativa utilizando uma abordagem "Cirurgia primeiro"-; JCO 2010;XLIV:2.

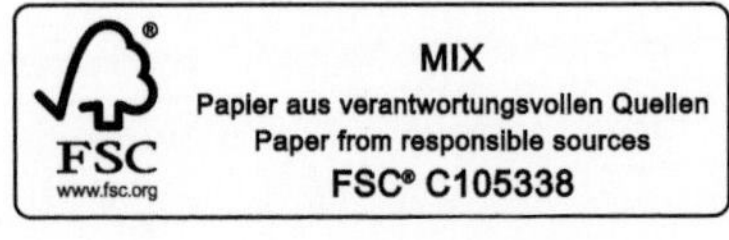

Printed by Books on Demand GmbH, Norderstedt / Germany